大活字本シリーズ

いのちの分水嶺

その時、運命が決まった

石川恭三

埼玉福祉会

いのちの分水嶺

その時、運命が決まった

装幀　関根利雄

いのちの分水嶺——その時、運命が決まった

目次

いのちの分水嶺

――その時、運命が決まった

ケース1

諦めたらお終い

夫婦二人っきりになって久しい正月の膳で、

「あなた、お雑煮をのどにつかえさせないように注意してくださいよ」

家内から注意されて、まだ、そんな年じゃないぞ、とちょっとむきになってほおばった餅がのどにつかえてしまった。大騒ぎの末、やっとつかえた餅をはき出して事なきを得たのだが、そのときは本当に死ぬかと思った。こんなことは今までなかったことである。嚥下《えんげ》反射がうまくいかないような、そんな年になってしまったのかと、がっくり

している私に、

「ほら、ごらんなさい。私の注意をきかないからそうなるんですよ。もう、年なんですから気をつけてくださいね」

八歳の年齢差のある家内は勝ち誇った顔で言った。

「この間、のどに詰まらせたお餅を掃除機で吸い取ったという記事が新聞に出てましたよね。吸い取り口につけるノズルは先が細くなったスキマノズルがいいって書いてあったと思うわ。いつでも使えるように用意しておいたほうがいいかもしれないわねえ」

家内が本気でそう思って言っているように聞こえる声を耳にしながら、スキマノズルを口に差し込まれている自分を想像してぞっとした。そして、しばらくは餅を口にするのを見合わせようと思った。

そのとき、不思議なことに、もう四十年以上も昔のインターンのときの一つの出来事を思い出した。もし、あのとき電気掃除機を使うことが頭に浮かんでいたら、あんなに怖い思いをしないですんだはずだった。

私は医学部卒業後の一年間を母校の付属病院でインターンとして過ごした。インターンは学生でも医師でもない不安定な身分で、大学病院のような大きな病院でインターンを行う場合にはまったくの無給であった。インターンは、内科や外科をはじめとして臨床系の全科に決められた期間配属されて、実地研修を受けることになってはいたが、実際にはほとんど放任状態であった。私は医師としてアメリカへ留学するためにＥＣＦＭＧ（Educational Commission for Foreign Medical Graduates）の資格試験を受けることにしていたので、インターンを行う医療機関として、時間的制約の少ない大学病院を選んだ。朝、大学に着くとまず一番先に図書館へ行って好みの場所を確保し、それから病棟へちょっと顔を出し、ナースステーションのボードの隅に小さな字で連絡先を書いてから図書館へ戻る。そして、夕方までに一度か二度、病棟へ出かけ、すぐにまた図書館へ戻るというのが日課であった。

このＥＣＦＭＧの試験は臨床系の全科と解剖学、生理学、病理学などの主要な基礎医学のすべてを含んでいて、毎年、秋に行われていた。この試験のための準備をしておけば翌年の春に行われる医師国家試験は楽勝であった。

私は産科・婦人科の実地研修とECFMGの受験勉強をかねて、横浜の東神奈川S病院の産科当直に木曜日の夜に隔週毎《かくしゅうごと》に出かけていた。当直科はわずかであったが、無収入の私には貴重な財源であった。インターンは医師の資格がないので自分一人では医療行為はできないが、医師の監督指導のもとではそれが可能であった。当然、インターンは単独で産科当直をすることは法律的には許されていなかったので、インターンが当直の夜は、常勤の産婦人科医はオンコールの状態で自宅で待機していた。

出産間近になると、電話で呼ばれて分娩室へ行くのだが、初めのうちは看護師長でもあったベテラン助産師がすべてを仕切っていて、私はただ見ているだけだった。それまで大学病院で出産に立ち会う機会は何度かあったが、多くの医師の後ろのほうから垣間見たにすぎなかった。それだけに、目の前で見た出産は感動的だった。

当直に行き始めて一ヶ月が過ぎたころから、

「先生、やってみますか」

と助産師に言われて手伝うようになった。教科書に書いてあることはがっちり頭に入っていたはずなのに、出産がはじまるとそんな中途半端な知識などはどこかにぶっ飛んでしまい、助産師の指示に従って夢中で手を動かした。そして、

「オギャア！　オギャア！……」

と生命の誕生を告げる赤ん坊の泣き声を聞いた瞬間、全身に電流が走るような感動を覚えたものである。

でも、実際はそんな感動ばかりではなく、いのちが縮む思いをしたことも何度かあった。なかでも、市瀬夏江（以下、患者さんの名前は仮名です）さんのことは今でも鮮明な記憶として残っている。

その日は、梅雨明《つゆあ》け間近といわれながらも、朝から土砂降りの雨が降っていた。S病院での産科当直は午後五時から翌朝九時までと決められていたが、大学とS病院の間は電車で二時間近くかかるので、実際にはS病院へ着くのは午後七時頃であり、翌朝九時までに大学に戻るためには朝七時には出なくてはならなかった。この朝、夕二時間のずれも暗黙のうちに了解されていた。

遠いS病院まで出かける日に、こんな大雨になるなんて、今日はついていないなあ、とぼやきながら、ズボンをびしょびしょに濡らして病院に着いた。Ｓ病院へはＪＲ京浜東北線の東神奈川駅から歩いて五分とかからない。でも、こんな雨の日にはタクシーで行こうと思ったが、タクシー乗り場には長蛇の列ができて、自分の番がくるまでに三十分くらいはかかりそうだった。そこで、しかたなしに土砂降りの中を歩いて病院へ行ったのである。

その日のつきの悪さはそんな生半可なことでは収まらなかった。まさに、前代未聞のつきの悪さだった。

まず、病院へ入るなり、廊下で滑ってしりもちをついた。泥水で濡れた靴底が滑りやすくなっていたうえに、床は清掃したばかりでつるつるになっていたのである。尾てい骨が折れたのではないかと思われるほどの激痛があった。看護師から湿布をもらって貼ったがいっこうに痛みがとれず、痛み止めの筋肉注射を打たなくてはならないほどだった。その上痛みを堪《こら》えながら医局に用意されていた夕食をとっているとき、ポットに入っていた熱い味噌汁を太ももの上にがばっとこぼして、水疱《すいほう》ができたほどの火傷《やけど》になった。看護師に火傷の手当てをしてもらい、当直室のベッドで尾てい骨と太ももの痛みに耐えているとき、分娩室から呼び出しの電話がかかった。

尾てい骨の痛みのために無様《ぶざま》な歩き方にならないようにと気を遣いながら分娩室に行くと、

「先生に来ていただくのは少し早すぎたかもしれません。もう少し時間がかかるかもしれませんので控え室で休んでいてください」

看護師からそう言われて控え室でお茶を飲んでいると、

「先生、すぐ来てください。大変なんです」

若い看護師が血相を変えて控え室に飛び込んできた。分娩室にいる妊婦がのどに飴《あめ》をつまらせてしまったというのである。次の陣痛が来るまでの気休めにと、口にした飴がのどにつかえてしまったらしい。

私が分娩室に駆けつけると、助産師が妊婦の背中を叩いたり、口の中に指を差し込んで吐かせようとしていた。妊婦は今にも死にそうな形相をしていた。

「大きな飴がのどにつかえてしまってとれません。もう、こうなったら気管切開をするしかありません。先生、お願いします」

助産師は若い看護師に甲状軟骨から下の頸部《けいぶ》を消毒するように命じた。

「先生、手の消毒をしてください。――さん、先生にゴム手袋を用意して！　先生、急いでください」

分娩室は戦争映画の最前線での救急医療テントの中の大混乱のシーンのような状景だった。助産師は私が気管切開など当然できるものと思っているようだったが、私はそれまでに気管切開をしたことも、見たこともなかった。外科の講義で気管切開する部位として第二～第四気管軟骨の間を切開する方法と甲状軟骨の下を縦に切開する方法があることと、それぞれの長所と短所を聞いてはいたが、それがどうだったのかの詳細にはおぼろげな記憶しかなかった。

「市瀬さん、ごほん、ごほん、と吐き出すのよ！　もう一度、もう一度！　先生！　早くしてください。もう、限界ですよお！」

助産師が悲鳴を上げた。妊婦の市瀬夏江さんの顔はどす黒くなっていて、私にも一刻の猶予がないことは判っていた。このままでは確実に妊婦も胎児もいのちを落とすことになると思ったが、もし失敗したらという恐怖で頭の中が真っ白になった。

そのとき、

「先生！　さあ、やってください」

助産師が私にメスを差し出した。そのとき私は差し出されたメスをただ反射的に手にしたのだろう。だが、そのメスを手にした瞬間にそれまで私を取り巻いていた恐怖の霧が消えて、やる覚悟をきめたのだと思う。私は目の前の妊婦の頸部に神経を集中して、解剖学的構造をイメージした。

甲状軟骨、その下の両側にある甲状腺《こうじょうせん》、気管をリングのように取り巻くいくつもの気管軟骨などのおおよその位置関係がはっきりしてきた。そして、外科の講義か、あるいは、ベッドサイドティーチングで、標準気管切開は第二〜第四気管軟骨間で行う上、中、下気管切開の三通りがあり、それぞれに長所、短所があるが、第三〜第四気管軟骨間を横に切開する下気管切開は甲状腺の損傷リスクが少ないために一般的に行われると聞いたことが頭に浮かんだ。そこで、気管軟骨を指で触ってみたが、どこが第三〜第四気管軟骨間かがわからなかった。

さあ、どうしようかと思っていたとき、突然、〝縦切開は創《きず》が目立つ欠点はあるが、上下への切開の延長も可能なので応用性が高く安全な方法だ〟といった外科医の先輩の言葉が頭に浮上してきた。それは、私が医学部四年生か五年生のときに、所属していた柔道部の夏の合宿にその外科医の先輩が参加していて、夕食の後の雑談のなかで気管切開法が話題になったときに先輩が言った言葉であった。

私にできそうなのは縦切開しかないと決心した。

「婦長さん、縦切開にします。患者さんの頭をしっかりと固定してください」

「はい」

私はメスを気管に突き刺すようにして思い切って縦に切開した。

〝ブスッ〟という不気味な音とともに、切開口から大きな飴玉と空気が一緒に勢いよく噴出してきて、呼吸が再開された。患者さんは何度か大きく呼吸をしているうちに、顔色がみるみるうちに元通りの血色になった。

「よかったあ！　市瀬さん、これで大丈夫ですよ。もう安心ですよ。先生、有難うございました。助かりましたあ」

気管切開が終わって、市瀬さんが息を吹き返した途端に私は全身から力が抜けたようになって、しばらく呆然《ぼうぜん》としていた。しばらくして自宅で待機していた先輩の産婦人科医が駆けつけてくれて、気管切開後の処置をしてくれた。それから三十分後に元気な男の赤ちゃんが生まれた。母子ともに健在であった。

「あと、五分、もたもたしていたら母子ともだめだったろうな。よく、やってくれたな。それにしても、縦切開とは思い切ったもんだが、どこで覚えたんだ」

先輩は私がもう何度か気管切開の経験があると思ったらしかった。インターン研修プログラムの外科実習の中に気管切開も含まれていたが、まだそのときは外科研修には回っていなかった。

「いえ、気管切開はこれが初めてでした」

柔道部の先輩から聞いた話をした。

「縦切開をしたのは正解だったと思うよ。横切開だったらああも簡単に飴玉が飛び出てこなかったんじゃないかな。それにしても、今日はお手柄だったな」

私は誉められながらも、自分があんな大それたことをやったという実感が湧いてこなかった。あのとき、自分がやらなくては妊婦と胎児のいのちがなくなるということは判ってはいたが、最後の最後の決心がつかないでいた。この緊急事態は当然産婦人科医の先輩に電話で報されているだろうから、間もなく駆けつけてくれるに違いない。それまで、待つことができないだろうかという気持ちがあった。でも、通勤に車で三十分かかると先輩から聞いたことがあるので、先輩がここに来るまでには、どんなに急いでもあと十五分から二十分はかかるにちがいなかった。それまで待つことはとうていできないし、さあ、どうしよう、と迷いに迷っていたとき、

「先生！　さあ、やってください」

と助産師が私にメスを差し出した。その瞬間に、私の心が決まったのである。もし、助産師のあの一声がかからなかったら、私の決心が遅れて二つのいのちを失うことになっていたかもしれなかった。その

ことで私が助産師に礼をいうと、

「先生ならぜったいにできると思ったので、用意、どん、とピストルの引き金を引いただけなんです。ピストルを鳴らしてからも先生はしばらくじっとしていて動きませんでしたが、スタートしてからはすばらしい走りで見事にゴールを決めました。ご立派でしたよ」

そのとき助産師からもらった、

〝先生ならぜったいにできると思った〟

の一言は一生の宝物として今も私の心のなかに大切に保存されている。

四十年も前のあの飴玉事件のときに、誤嚥《ごえん》して気管を詰まらせた物を電気掃除機で吸い取るという発想が今日のように広く知られていたら、私も電気掃除機を使っていたと思う。だが、そう思ってみても、電気掃除機が分娩室の近くになかったかもしれないし、たとえ電気掃除機が近くにあってすぐに使えたとしても、はたしてうまくとれただろうか。あのときの状況を思い浮かべて、妊婦の口に掃除機のノズルを差し込んでみるのだが、スポンと飴玉がとれるイメージが湧いてこない。それよりノズルをとっかえひっかえしているうちに、手遅れになってしまった場面が浮かび上がってくる。

そんな思いが一巡すると、回り舞台のようにあのときのもう一つの忘れることができない状景がごく自然に脳裏に映し出されてきた。

「ところで君は何科を志望しているんだ。どうだ、ギネ（産婦人科）にしたら」

飴玉事件の出産が無事にすんで、看護師詰め所でお茶を飲んでいるときに先輩から産婦人科への入局を勧誘されたが、私はすでに内科に入局して、循環器を専攻することに決めていたので、そのことを話した。

「循環器か。それも悪くはないがきついぞ。ヘルツ（心臓）は勝負が早いから、即断即決で治療しなくてはならないことが多いんだ。心停止したときなどには、胸の上から直接心臓に針を刺して強心剤を注入することだってあるんだ。気管切開を難なくこなした君は俺より心臓が強そうだから、そんなことになっても平気だろうが、俺なんかビビってしまうと思うよ」

先輩からそう言われて、循環器を専門にするなら、緊急処置として心臓に直接針を刺すようなこともあるだろうが、そのようなことは経験をつんだずっとあとであってほしいと話した。

「でもな、今回、気管切開というハードルを見事に越えたんで、次のハードルが意外と間近に迫っているなんてこともあるんだよ」

「先生、脅かさないでくださいよ」

「そうですよ、先生、悪趣味ですよ」

助産師が援護射撃をしてくれた。だが、その予想が一年後に的中したのである。

一年間のインターンを終えて内科学の循環器を専攻する大学院生になった。大学院へ入学と同時に内科の医局に入って、内科医としての勤務についた。大学院生なのでもちろん給与は出ない。その当時は大学病院では大学院生でなくても、卒業後十年間くらいは無給だったので、週に一度か二度、関連病院の外来診療を担当したり、夜の当直をすることなどでわずかな収入を得ていた。

医者になって十ヶ月くらい経ったころだった。私は月に二度くらい関連病院の当直をすることにしていて、その夜はもう何度も行ったことのある都内の病院に出かけた。その病院は救急指定病院ではなかったので、夜間、外来に来る患者さんはそう多くはなく、重症の患者さんはめったに来なかったし、また、入院患者さんは慢性疾患が大部分で、病室から呼ばれることなどもほとんどなかった。

夜、十時ごろまでに風邪で発熱している人や腹痛と下痢を訴えている人など七、八名の患者さんが外来に来たが、そのあとはぴたりと来なくなった。多分、もう外来から呼ばれることはないだろうと思ったが、それでも十二時近くまではベッドに入らずに起きて本を読んでいた。そろそろ寝ようかと思っていたとき、外来の看護師から急患の報せが来た。どうせたいしたことはないだろうと救急外来に入って行くと、

「――さ〜ん、大丈夫ですかぁ！　なにを飲んだんですかぁ？　睡眠薬ですかぁ？」

若い看護師が大声を出していた。患者さんは病院のすぐ近くのアパートに住んでいる二十八歳の男性で、睡眠薬か何かの薬を飲んで意識混濁状態になっていたのを同棲していた女性が発見して連れてきた。その女性はクラブに勤めていて、男性は同じ店のバーテンだった。

「これまでに何だかわからない薬を飲んで、メロメロになることが何度もあったの。でも、今度はこれまでと違ってとても息苦しそうなのよ。こんなふうになったの、今までなかったわ」

その女性の話では男性はひどい不眠症で近くの神経内科クリニックから睡眠薬が処方されていたが、それだけでは足りずに、どこからか別の睡眠薬を手に入れて服用していたらしい。そうなると、今回の意識混濁は薬物中毒による可能性が高いので、まずは胃洗浄をすることにした。だが、胃の内容物からはカプセルや錠剤などは検出されなかった。

基本的な救命救急処置であるエアウエイによる気道確保と点滴静注を開始した。収縮期血圧は一〇〇ミリメーター・水銀柱を切っており、心電図上では心拍数は一分間に一三〇回を超す洞頻脈《どうひんみゃく》で、ときどき心室期外収縮という不整脈が出現していた。

ひと通りの緊急処置を終えて経過をみていたが、突然、心臓の拍動が停止した。心電図では、心臓がただ細《こま》かく震えているような状態になっていることを示す最悪の不整脈である心室細動になっていた。その当時はまだ、一般病院の外来では体外式除細動器は常備されていなかったので、心室細動になったら交感神経を刺激するカテコラミンを静注するか、直接胸壁から心臓を穿刺《せんし》して注入する方法しかなかった。

私はただちにボスミン（カテコラミンの一種）一アンプルを点滴チューブから注入したが効果が見られなかった。応援に駆けつけてくれた小児科と産婦人科の当直医にも手伝ってもらい、体外式心臓マッサージを続けながら、次々にボスミンを注入したのだが、心室細動は消失しなかった。救急外来にいた医師や看護師たちの顔からは、もうこれ以上蘇生術を続けても無駄ではないかという無言のメッセージが伝わってきた。だが私はまだ諦めるのは早いと思った。

私は医者になってまだ一年もたっていない駆け出しもいいところのフレッシュマンだったが、循環器を専攻している医者であるというプライドだけは不遜《ふそん》にも一人前以上だった。

私は、こんなに大量のボスミンが注入されたのに効果がないのはなぜなんだろうかと、その一点に考えを集中してみた。点滴チューブから注入されたボスミンが少量でも心臓へ到達していればそれなりの反応が現れてもいいはずなのに、それがまったく見られないということは、注入されたボスミンが血管内に留まっているだけで心臓にまで届いていないのではないか、それならボスミンを心臓に直接注入すればいい。きわめて単純な結論だった。

だが、私はそれまでに胸壁から直接心臓を穿刺することを自分でしたことも、また、見たこともなかった。救命につながるかもしれない方法として唯一残されているのがボスミンを直接心腔《しんくうない》内に注入することだと判ってはいたが、問題は誰がするかであった。しかし、小児科と産婦人科の当直医も私と同じフレッシュマンだったので、そんな経験があるはずはなく、やるなら私しかいないことは明らかだった。

「もうこうなった以上、心腔内に直接ボスミンを注入するほかないと思うんだが、私はこれまでにしたことがない。A君、B君はやったことがあるかい」

小児科医のA君も産婦人科医のB君も首を横に振った。一応循環器の研究室に入っている私でも心腔内穿刺の経験がないくらいなのでA君、B君にそれがあるはずはないとは思ったが、それでも万一に賭けて訊いたのだがだめだった。もうこのときのみんなの顔は、私がそれをやるしかないということを示唆していた。

救急外来にある内科学のテキストを開いたが心腔内穿刺の方法についての記載はなかった。だが、長い一八G針を第四〜第五肋間《ろっかん》胸骨左縁から心臓前面に向けて穿刺することは知っていた。もう、こうなったらやるしかないと覚悟を決めて、胸壁から心臓に向けて一八G針を刺し込んだ。注射針が胸壁を通過して心臓に突き当たった感触を得てから、さらに少し針を進ませ心腔内に到達したことを確かめてボスミンを注入した。そして、注射針を抜きとると同時に心臓マッサージを開始した。するとどうだろう、心臓の拍動が開始されたのである。心電図から心室細動は消え、正常な波形が描出しはじめていた。蘇生に成功したのである。

「やりましたねえ」

「すごいじゃないですか。さすがですねえ」

そこにいたみんなから賞賛されたが、私は体ががたがた震えていたのである。その夜は一睡もせずに朝までその患者さんに付きっ切りでケアーに当たった。心室細動から脱却したからといって、いつまた心室細動になるかわからなかったので、大学病院に当直していた先輩に電話してアドバイスをもらって治療を行った。その後も何度か心室細動の一歩手前の重篤な不整脈が出現したが、先輩の指示通りに治療して乗り越えることができた。そして、翌朝、常勤の医者が出てきたときには患者さんは覚醒し生命の危機からは脱却していた。

あのとき、心腔内穿刺をしてボスミンを注入しなかったら、あの青年は間違いなく亡くなっていた。でも、今考えてみると、あの注射で蘇生したことは奇蹟に近かったのだと思う。四十年以上の臨床経験のなかで、私自身が心腔内穿刺を行ったのはほんの数回に過ぎないが、完全に蘇生し得たのはあのときだけであった。もう、みんなが諦めかけていて、死亡時間を確認するために救急外来の壁にかかっていた時計を何度も見上げていた。でも、私はまだ諦めるには早すぎると思ってがむしゃらに頑張った。あのとき、諦めなかったからこそ、あの青年のいのちを救い上げることができたという自負がその後の私の臨床医としての姿勢の骨子になったと思う。

ケース2

いのちの連絡線

私は大学を定年退職して以来、寂寥感《せきりょうかん》と解放感とがときに半々、ときに七三、また、ときにはまるごと寂寥感と、さまざまな比率で入り混じった落ち着きのない日々を過ごしている。だが、定年退職で長年の電話のベルの怖さから解放されたことで、生活の中に安らぎの密度が濃くなったことを肌身に感じて満足している。

私は音にには敏感のほうで、はるか遠くのごく小さな音でも耳に入ってくる。とくに電話のベルには異常なほどに反応する。それは医者になってからずうっと電話のベルに悩まされどおしであったせいだと思う。

若いころ、当直室でやっとベッドに入ってうとうとしかけたとき、枕もとの電話のベルが突然けたたましく鳴り出し、心臓が今にも止まるかと思ったことが数え切れないほどあった。こんなことはそのうち慣れるだろうと思っていたが駄目だった。当直をしないですむポジションについてからは、夜中に病院から家に電話がかかってくることが多くなった。寝室からドアを二つはさんだ居間にある電話のベルは家内には聞こえなくとも私にはよく聞こえた。

海外の学会に出席しているときも電話から解放されなかった。学会の合間に何度もホテルの部屋に戻って、日本から電話連絡が入っていないかどうかをチェックした。受話器にメッセージを報せる小さな赤ランプが点滅しているのを見たときは、深刻な出来事が大学で発生したのではないかと受話器を取り上げる手が震えたものである。海外まで私に電話がかかってくるのは、よほどのことでないかぎりあり得ないことだったからである。

不思議なことに、海外出張で大学を留守にしているときにかぎって、めったに起きないことが発生したのである。まだ四十代半ばだった助教授のA君が脳出血で倒れたときも私の海外出張中だった。その電話でしばらく出ていなかった期外収縮という不整脈が誘発され激しい動《どう》悸《き》に見舞われた。こんなこともあろうかと持ってきた抗不整脈薬を飲んで二時間ほどで期外収縮は消失したが、不安のしこりはいつまでも消えなかったことが未《いま》だに記憶にある。

このように電話のベルに過剰に反応する私が電話嫌いかというとさにあらずで、人にはよく電話するほうだった。というよりは、電話魔に近かったのだと思う。

私は研究のアイディアが浮かぶと、それがたいていは早朝なのだが、忘れないうちに研究室の関係者に伝えることにしていたので、助教授、講師、上位の助手たちにとって、私からのこの時を選ばぬ電話は、狙撃兵からの銃弾のように恐れられていたようだった。私が定年退職したことで彼らは私からの電話からやっと解放されたと喜んでいるはずである。

電話がいのちの連絡線になることがある。一一九番はまさにそのいのちの連絡線なのだが、現実には必ずしもそうならないことがある。

すぐに一一九番がつながり、すぐに救急車が来て患者さんを病院に搬送しても、行く先々の病院で受け入れられないと断られ、ついにいのちが失われてしまったという悲惨なケースが跡を絶たないのが現状である。

私は杏林《きょうりん》大学付属病院で管理当直医として救急患者の受け入れをコントロールした経験がある。そのとき感じたことだが、救急外来の現場から救急車を差し止めてほしいと依頼されたとき、本当に手一杯で、これ以上救急患者を受け入れられないことが実際に多かったが、それでもなんとか無理すればあと何人かは受け入れられるはずだと判断したことも何度かあった。要は現場にやる気があるか、ないかで受け入れるか否かがきまるのである。

人から何か頼まれたとき、本気でそれをしてやる意志があるかないかで、結果に雲泥の差が出てくる。ほとんどの人はこのことを実感しているはずである。あの人に頼まれたら、よほどのことでもないかぎり断れないという人間関係がしっかりと根付いている場合には、不可能が可能になることだってある。

三月に入って季節はずれの大雪で都心でも五〇センチの積雪となったある日の夜遅くに、阿保道隆《あぼみちたか》さんからの電話だと家内に起こされた。長年の付き合いで、この時刻には私がもうとっくに寝ていることを知っている阿保さんがあえて電話をしてきたのは、よほどのことがあったに違いないと思いつつ受話器を手にした。

「ああ、先生ですか、阿保です。こんな時間に申し訳ございません。

実は、先生におすがりしなくてはならない人がおりまして……」

いつものゆったりとした話し方ではあったが、そのなかに緊迫したものが感じられて、まだ眠りから完全には覚めていない頭の芯に、冷水を浴びせられたようだった。これまで何度も阿保さんから知人の診察や他の診療科への紹介を電話で依頼されたことはあったが、こんな夜遅くには一度もなかった。

「私の友人の知り合いで、宮田和明さんという七十六歳の人がこの雪のなかを近くのコンビニに買い物に出かけて転んで動けなくなったんです。幸いそのとき通りかかった人が家に連絡をとってくれて、息子さんが駆けつけてきたのですが、右足が骨折しているらしかったので、救急車にきてもらって先生の病院へ行ったのですが受け入れてもらえませんでした。それからいくつもの病院へ連絡をとってもらったのですが、どこも手一杯で引き受けてくれません。今は近くのかかりつけの内科クリニックに運ばれて、受け入れてくれる病院がみつかるまで待機していると言うんです。そこのクリニックの先生は、間違いなく大腿骨《だいたいこつ》頸部骨折なので緊急の手術が必要だとおっしゃっているそうです。宮田さんには肺気腫《はいきしゅ》もあるとのことで、大きな病院でないと手術はしてもらえないようなんです。先生の病院にはそのクリニックの先生からも頼んでもらったのですが、手一杯で引き受けられないとのことなんです。先生のお力でなんとかしていただきたいと思うのですが……」

阿保さんからこのような切羽詰まった依頼を受けたことは一度もな

かった。阿保さんは自民党の某大物議員の秘書を長年していたが、その議員が亡くなり、息子が地盤を継ぐことになったのを機会に秘書を辞め、それまで長男に任せていた不動産業に専念していた。私はこれまで知人の息子や娘の就職などで阿保さんに頼んだことが何度もあった。その都度、阿保さんは嫌な顔ひとつせずに面倒をみてくれた恩義があるので、阿保さんから頼まれればできるだけのことをしなくてはならないと思っていた。

「お話、よく判りました。できるだけのことはやってみます。病院へ電話をする前に、患者さんの今の状態をもう少し詳しく知っておきたいので、その内科クリニックのドクターと連絡をとりたいのですが、電話番号をご存知でしょうか」

「申し訳ありませんが電話番号は直接聞いておりません。先方の先生にお頼みして先生に直接ご連絡していただくようにします」

阿保さんは自分のことのように何度も深夜の電話の非礼を詫びて電話を切った。私はこれから先、そうとう時間がかかりそうなので、パジャマのうえにガウンを着て、まだ暖房の温かさが少し残っている居間で電話を待つことにした。それから五分と経たないうちに、その内科クリニックのS医師から電話がきた。S医師から、宮田和明さんが右大腿骨頸部骨折であるらしいが、右下肢を副木《そえぎ》で固定したので痛みが軽くなっていること、肺気腫の症状が悪化して酸素吸入をしていること、収縮期血圧が二〇〇ミリメーター・水銀柱近くになり、不整脈も出はじめたことなどが伝えられた。一刻も早く入院させて集中的に治療する必要があることは明らかだった。S医師にはできるだけ早く入院できるように全力を尽くすことを約して電話を切った。

私はすぐに杏林大学病院の夜間救急受付に電話をして、管理当直医につないでもらった。その夜の管理当直医は耳鼻咽喉科のK助教授だった。宮田さんの状況をK助教授にかいつまんで話をして、整形外科の受け入れ状況について訊ねた。

「整形外科からの要請で現在、救急患者の受け入れを差し止めています。雪のために路上で転倒して運ばれてくる患者が多くて、オンコールの医局員を呼び出して対応しているようです。しばらくは無理ではないかと思いますが」

多分そうであろうと予想していたので、各臨床科ごとの空きベッドの状況を訊ねると、ゼロとのことだった。その当時、私は副病院長でもあったので、病院全体で一〇〇〇ベッド近くもあるのに、すべてがふさがっていることなどあり得ないことを知っていた。翌日、あるいは数日以内に入院が予定されているために、ベッドがうまっていると報告されているものがいくつかあるに違いなかった。だが、管理当直医にはそこまでの情報は伝わっていないのかもしれなかった。

私は宮田さんをとりあえず内科の患者として入院させ、そのあとで整形外科医の診察を受けるようにすればいいと考えた。事実、宮田さんは血圧が高く、不整脈も出ているので内科的な治療が必要だった。

救急隊と救命救急センターとの間の対応に忙殺されている管理当直医から、入院予約で空きベッドになっているのが何病棟の何科に何べッドあるかを訊くのがせいぜいで、それ以上のことを依頼するのは躊《ちゅう》躇《ちょ》された。そこで、私が主宰していた第二内科の医局に電話して、病室担当の当直をしていたT医局員を呼び出した。

前日の回診で第二内科の病棟に空きベッドがないことは知っていたが、念のためにTに確かめたがその通りだった。入院予約として確保してあるベッドもなかった。管理当直のK助教授からの情報では、入院予約になっている男性用のベッドは耳鼻咽喉科に一つ、眼科に二つあるとのことだったので、Tに直接病棟へ行って確認するように指示した。さらに、第一内科、第三内科の病棟へ行って、本当に空きベッドがないかどうかも見てくるように伝えた。それから十分後にTから電話がきて、第一内科と第三内科には空きベッドはなく、眼科の二つのベッドも数時間前にすでにうまっていて、可能性があるのは耳鼻咽喉科の一ベッドだけとのことだった。この耳鼻咽喉科のベッドも入院予約になっていたので、看護師サイドが他科の患者、それも肺気腫に大腿骨頸部骨折の重症患者をそう簡単には受け入れてくれるはずがなかった。

それでも、私の立場と緊急性を理由にごり押しすればなんとかなるとは思ったが、そうすることが最悪のシナリオであることをこれまでの経験からよく知っていたので筋《すじ》を通して頼むことにした。それには当直の看護師長を説得し、看護師長から病棟の看護師に患者の受け入れを承諾するように指示してもらうのが最善と考えた。

幸いなことにその日の当直看護師長は、かつて第二内科病棟で看護主任をしていたM看護師長だったので、事情を話すと快く引き受けてくれて、一晩だけという条件で病棟の看護師を説得してくれた。明日になってもベッドの空きが見つからなかったら、そのときはそのときで、また何とかすればいいと、今緊急治療が絶対に必要な宮田さんを入院させることが第一と考えた。これまでにもこうして、一晩だけの約束でベッドを調達して、翌日、またベッド探しに病院中を駆けずり回って、何とかしたことは一度や二度ではなかった。

私からの電話を今か今かとやきもきして待っているS医師のことを思うと気が気ではなかったが、やっと入院の手はずがついた。阿保さんからの依頼の電話を受けてから三十分もかかってしまった。そこでまず、管理当直のK助教授にベッド獲得のこれまでのいきさつを説明し、耳鼻咽喉科のベッドを一晩だけ借りることの了解を得てから、クリニックのＳ医師に電話をして、宮田さんを病院まで搬送する手配を依頼した。

宮田さんはＳ医師に付き添われて病院の救急外来に運ばれ、すでに連絡をしておいた整形外科医と内科医の診察を受け、その夜は耳鼻咽喉科の二人部屋に入院となった。入院してからのケアーは臨床経験十年の医局員のＴにすべて任せた。

ひと通り片がついたところで、阿保さんに報告の電話を入れ、冷えた身体を湯船で温めてから床に入ったときはもう午前二時を回っていた。翌朝、いつもの通り五時半に家を出て大学には七時半に着き、すぐに耳鼻咽喉科病棟へ行った。

耳鼻咽喉科病棟の当直の看護師から、Tが一睡もしないで宮田さんの治療に当たっていたと聞いていたので、さぞかし疲れているだろうと思ったが、Tはさほど疲れているようでもなく、むしろ、とりあえずの難関を何とか乗り越えることができたという安堵感が全身を包んでいるように感じられた。

「酸素吸入で血中の酸素飽和度は上がり、ほぼ正常域に入って、呼吸困難もだいぶ改善しております。心室期外収縮もほとんど認められなくなりました。血圧はまだ一六〇／九〇ミリメーター・水銀柱と高いのですが、これも十分コントロール可能だと思います。大腿骨頸部骨折については、昨夜、整形外科のG講師が来て応急処置をしていただき、今日の午前中の教授回診で今後の治療計画が決まるとのことです。

それからベッドは整形外科で何とか工面してくれるそうです」

「それはよかった。外来当直でもないのに君にはとんだ苦労をかけたね。今後は第二内科も整形外科と併診することになるだろうから、君から病棟長と医局長に報告しておいてくれ。あとで私も話をするがね」

カルテに記されている病状の経過や血液検査所見に目を通し、そして、胸部レントゲン写真、心電図、右大腿骨頸部のレントゲン写真を見てから、病室へ行って宮田さんを診察した。宮田さんは酸素マスクをし、右脚に副木が当てられ、胸には心電図のモニター用のリードが装着され、腕に点滴注射をされていて痛々しく見えたが、そのわりには元気そうであった。

「この度はご迷惑をおかけして申し訳ございませんでした。T先生には一晩中つきっきりでお世話になりました。本当に有難く思っております」

宮田さんは昨夜眠れなかったためか腫《は》れぼったい顔をしていたが、よく通る声で話をした。

私が内科的には肺も心臓もとくに問題はないと説明をしたあとで、

「とんだ災難でしたね」

と転倒したことに触れると、

「罰が当たったんですよ。今年の初詣で、今年こそ禁煙すると誓ってずうっと吸わないできたのに、昨夜はとうとう我慢ができなくなって、コンビニにタバコを買いに出かけて、店の外で一服してから、家に帰る途中で転んでしまったんです。誓いを破った私が悪いのは判っていますが、神様ももう少し手加減してくれてもいいんじゃないかと思うんですがねえ」

こんな冗談が言えるほどに宮田さんは元気であった。

その日の午後、宮田夫人が私の部屋を訪ねてきた。そのときの話で、宮田さんと阿保さんとはまるで面識がないことがわかった。宮田さんと阿保さんとがつながるまでの人脈路は一本道ではなかったのである。

まず、そのスタートは宮田夫人がかけた一本の電話だった。困り果てた宮田夫人が夫の親しい友人Aに相談をしたところ、自分には医者の知り合いもいないし、頼める病院もないが、ひょっとしたら相談にのってくれるかもしれない友人がいるから頼んでみるといってBに電話をかけた。頼まれたBにもそのような医者も病院も知らなかったが、Aからの頼みをむげに断るわけにもいかずに、親友のCに相談した。CもBと同様に医療関係に知り合いはいなかったが、頼める人がいないかと考えているとき、ふと、阿保さんのことが頭に浮かんだ。Cと阿保さんとは同郷で、月に一度は一緒にゴルフをする仲間でもあったようだ。

「阿保さんはかつて国会議員の秘書をしていた人ですから、いろいろな人脈があるに違いないと思ってお願いしたのだそうです。先生と私どもとを繋いでいただいたのは、Aさん、Bさん、Cさん、そして阿保さんと四人でした。その四人の方のしっかりとした信頼関係があったればこそ、主人のいのちが助かったものと、皆様に感謝しております」

宮田夫人は目を潤ませて語った。たしかに宮田さんと私とは常識的には繋がることはなかったと思う。奇蹟に近い偶然の連結であった。

人からなにか頼まれたとき、本気でなんとかしてやろうという意志があるかないかで、次の行動に大きな差がでてくる。頼まれた人が本気になるかならないかは、その人の人柄や性格によるのは当然だが、本気にさせる人物の存在が鍵となる。他の人からの頼みならそこまでやるかどうかわからないことでも、その人に頼まれたらそう簡単に断るわけにもいかず、できるだけのことはしなくてはと最大限に知恵を絞ることがある。そうまでしなくてはならない人と自分との間には、義理、人情、恩義、利得、正義などさまざまな要素が絡み合っての人間関係がしっかりできあがっているはずである。

現在はお互いを結ぶ絆《きずな》が希薄になっていて、損得だけでかろうじて繋がっている場合が少なくない。そんな損得勘定での繋がりなら、宮田さんと私とは繋がるはずがなかった。

宮田さんはAさんと知己の仲とはいえ、Bさん、Cさん、阿保さん、そして私の四人とはまったく面識がなかったのである。しかも、Aさんは B さんしか、B さんは C さんしか、C さんは阿保さんしか、そして、私は阿保さんしか知らなかった。それなのに、宮田さんの危機を救うためにそれまではまったく繋がりがなかった四人が、ほんの三十分たらずの間にがっちりとつながったわけであり、すでにそこには見えざる高速ネットワークが存在していたことになる。運がよかったといってしまえばそれまでだが、その運が突然降って湧いたわけではなく、そうなるべき基盤がすでに水面下に存在していたのである。偶然ではなく必然だったのだと思う。

宮田さんの場合、電話がいのちの連絡線になったわけだが、今でも私の耳の奥に鳴り響いているもう一本のいのちの連絡線になった電話がある。

もう何年か前の五月の大型連休を目前にした日曜日の深夜に、広島で内科クリニックを開業している友人の岩尾宏から従兄弟《いとこ》の高桑寅雄さんが杏林大学病院に急性心筋梗塞《しんきんこうそく》で緊急入院したのでよろしく頼むと電話が入った。すぐに病院へ電話をして高桑さんの病状を訊いたところ、かなりの重症で、病院へ運ばれてきたときはショック状態だった。ただちに冠動脈造影検査を行って急性心筋梗塞の原因となった冠動脈の閉塞部を検出し、そこにカテーテルを挿入して、先端に取り付けてあるバルーンで拡張させることで血流を再開させることに成功した。だが、心筋梗塞の範囲が広く、心臓機能の障害が大きいことから楽観できない状態が続いているとのことだった。岩尾にはすぐに現況をそのまま報告した。

翌日、私がＣＣＵ（冠動脈疾患集中治療室）へ出向いたときは、高桑さんの心臓機能にかなりの改善がみられ、危険な不整脈も出現していなかった。バルーンで拡張した部位の再閉塞を示唆する所見も見られていなかった。まだ、予断を許さない状況は続いていたが一つの峠は越したように思えた。岩尾にはこのことを電話で報せた。

「昨夜の電話ではもう駄目かと思ったが、これならなんとか助かりそうなんだな」

岩尾の声が弾んで聞こえた。

「まあ、何とか当面の危機は乗り越えたようなんだが、これから先、何が起こるかわからない状況であることには変わりはないんだ。でも、最善をつくしているからまかせてくれよ」

「そりゃあ、もう、君にすべてまかせるからよろしくたのむよ。木曜日が休診日なんでとんぼ返りになるがそちらへ行くよ」

岩尾とはもう十年以上も会っていなかった。何年か前に胃がんか大腸がんかの手術を受けたという話を聞いていたが、その後の様子を訊くのを忘れてしまった。でも、それからもう何年もたっているのだし、電話の声も元気そうだったので特に心配なことはないのだろうと思った。でも、今度会ったらそれとなく訊いてみることにした。

高桑さんは、幸いなことにバルーン療法が比較的早期に行えたことで、当初危惧したほどには心筋のダメージは少なく、心臓機能も大幅に改善し、五日後にはCCUから一般の内科病室へ移された。

高桑さんが一般病室へ移された日に岩尾が上京してきた。岩尾とは十何年か前に広島での学会で会ったとき以来であった。少し太ったようではあったが、すこぶる元気そうであった。

「高桑は子供のころから運がついて回っているような奴でね、今度も君の病院の近くのマンションにいたからこそ、ここに搬送されて助けてもらったわけだからね」

高桑さんは三年前に四十二歳の若さでM商事の東京本社の営業部長に抜擢《ばってき》され、広島支店から単身赴任をしていた。夫人が広島に残ったのは、中学三年の息子と中学一年の娘の学校のこともあったが、それより脳梗塞で寝たきりになっている七十五歳の姑《しゅうとめ》の世話をしなければならなかったからであった。

「たしかに高桑さんは運が強い人のようだね。今度も、奥さんの電話が高桑さんのいのちを救ったんだからね」

「寅雄は、これでますます女房の彩《あや》さんに頭が上がらなくなった。彩さんは良妻賢母の手本のような人でね、寅雄には過ぎた女房なのに、あいつは本当にどうしようもないやつで……、これを機会にいい亭主になってくれるといいんだけど……」

どうやら岩尾の話しぶりから高桑さんには東京に愛人がいるらしかった。

高桑夫人は月に一度は上京して夫の身の回りの世話をしていた。上京の折にはマンションの隣家に郷土の名産などを届けていたようだった。夫人のこのような気配りから隣家から高桑さんにときどき手料理などの差し入れがあったりして、隣家とはいい付き合いがあったのであろう。

「それにしても、真夜中に隣家に夫の安否を確かめてほしいと電話した彩さんの決断には、何か神がかったものを感じるんだよな。普通、そんなことはしないだろう」

「それもそうだな」

「連休に広島に帰ってくるのかどうかを訊くために、彩さんはその日、何度もマンションにも携帯にも電話をしたのに繋がらず、夜、十時近くになって、これが最後と思ってマンションへかけた電話でやっと寅雄と話ができたんだそうだ。寅雄は朝から接待ゴルフに出かけて今帰ったところで、くたくたに疲れたと言った声がいつもと少し違うように感じたと彩さんは言うんだ。そこで彩さんが体の具合が悪いのではないかと訊くと、少し胸が重苦しいが、これも疲れたときによくあることなので心配はいらない、一晩ぐっすり眠ればよくなると言って電話を切ったそうなんだ。彩さんは寅雄が胸苦しいと言ったことが気になって、三十分後にもう一度電話をしたが応答がなかった。営業マンの寅雄はどんなに夜遅くても、どんなに疲れていても、電話に出ないということがなかったので、彩さんは電話をかけ続けた。でも、応答はなかった。そこで彩さんは思い余って、隣家に電話をして、寅雄の様子を見てくれるように頼んだというわけなんだ」

「それにしても、隣の人がよく部屋に入れたね。鍵はどうしたんだろうか」

「マンションの玄関にあるメールボックスの中に鍵を隠しておいたので、それで中に入ってもらったと言っていたよ」

マンションの管理人は管理会社から派遣されている人で夜間はいないので、鍵がメールボックスの中に隠してなかったら部屋の中に入れなかったであろう。隣家の電話番号は年賀状の住所に記されていたのを控えておいたのだそうだ。隣家の主人が高桑さんの部屋に入ると、高桑さんが居間の床の上で倒れて意識を失っていたので、すぐに一一九番通報をし、救急車が到着するまでの間、会社の講習会で習ったばかりの救命救急処置としての体外式心臓マッサージと人工呼吸をやり続けた。高桑さんはあと五分遅れて発見されていたら、また、隣家の主人による救命救急処置が行われていなかったら、間違いなくいのちを失っていたに相違ない。高桑さんはまさに間一髪のところで救命されたのである。

高桑さんのいのちはいろいろな線で見事に繋がった。その最初の線が高桑夫人から夫への電話であった。その電話線を伝わってきた夫の異変を敏感に察知して、非常手段として隣家にかけた電話こそが切れかけていたいのちを救い上げたのである。

人の運、不運は偶然のなかに仕組まれた必然で決まるのではないかと、そんな気がしている。

ケース3

桜の花の咲くころ

春先になると枕草子の冒頭の〝春はあけぼの。やうやう白くなりゆく、山ぎは少しあかりて、紫だちたる雲の細くたなびきたる。……〟が今でも自然と頭に浮かんできて、つい口ずさんでしまう。私は高校時代に源氏物語、徒然草、枕草子、土佐日記、十六夜《いざよい》日記、方丈記、大鏡、増鏡などの多くの古典を大学受験のための勉強の範囲を超えて読んだが、今ではもうすっかり忘れてしまった。この間、家内が納戸を整理していて、娘が大学受験用に使った徒然草、枕草子、源氏物語の参考書を見つけた。それらを手にとってぱらぱらとめくっていると、そのなかに、ああ、そうそう、と思い出されるところがいくつかあったが、でも、せいぜいその程度で、ほとんどが記憶の外に放り出されていた。

私は今でも朝五時には起き、六時には机に向かっているので、明け方の季節の移ろいをいつも関心をもって見ている。春、真っただなかの今、夜明けは、まさに、枕草子の〝春はあけぼの〟そのものだと感じている。

私は毎年、春になるのを待ち遠しく思って過ごしている。それは私がことさら春が好きだからというほかに、循環器病を専門にしている医者であるからでもある。冬の寒さは急激な血圧上昇を引き起こして、心筋梗塞や脳卒中などが発症しやすくなるので、冬が近づいてくると、

「来年の桜の花が咲くころまでは、冬ごもりをするつもりで温かくしてすごしてください」

と高齢者、特に高血圧の人や狭心症、心筋梗塞、脳卒中などの既往のある人に注意をしている。長年こう言い続けているせいもあって、春を待ち遠しく思い、桜の花が咲くころになると、やれやれ、これでひと安心、といった気分になるのである。

「お陰様で、今年も桜の花を見ることができました」

こういう患者さんの顔は冬ごもりのころとはまるで違って明るく輝いて見える。

毎日送られてくる多くのジャンクメールに混じって一通の封書が届いた。高寺芳江さんからだった。その手紙には夫の高寺久治さんの十三回忌をすませたことや、私が関わったいくつかの思い出話が記されていた。

「桜の花が咲くころまでは冬ごもりをするようにとの先生のご注意に従わなかったばっかりに、主人が亡くなったことを思いますと、今でも桜の花を見るのが辛く感じられます……」

前にも高寺さんからの手紙にこれと同じようなことが書かれていたことがあった。

高寺久治さんとは十年ほどの付き合いがあった。高寺さんが六十一歳のとき十二指腸潰瘍《かいよう》で消化器内科に入院していた折に、狭心症の発作が起きて、たまたま私が診察したことから交際が始まったのである。

高寺さんは十年間検事を務めたあとで、主に民事を取り扱う弁護士になった。私がはじめて診察したときには、すでに三十年近くも弁護士をしていたはずなのに、まだ検事の厳しさが完全には抜けきらないでいるように感じられた。

高寺さんの狭心症は安静時、それも主に早朝に起きていたことから、通常の労作《ろうさ》時に発症する狭心症とは違う異型《いけい》狭心症と診断された。これは、心臓を構成する筋肉（心筋）に血液を供給している冠動脈の一部が痙攣《けいれん》するように収縮し、そこを通過する血流に障害が生じて起きる狭心症で、今日では攣縮性《れんしゅくせい》狭心症と呼ばれている。この攣縮性狭心症は冠動脈に高度な動脈硬化の病変がなくても、精神的、身体的な過度のストレスを受けたときなどに生じることがある。高寺さんは、弁護士という多くのストレスを受ける職業についているばかりではなく、当時は家庭内にいくつかストレスの材料を抱えているようであった。

高寺さんは初めのうちはとっつきが悪く、これから先の付き合いに手こずりそうな感じもしたが、何度か話をしているうちに少しずつ打ち解けてきて、気難しいところはあるものの、結構さばけたところもあり、ものわかりのいい人であることが見えてきた。こうなるのに役立ったのが、私が高寺さんと一回り下の同じネズミ年であることと、大学時代に柔道部に所属していたことであったと思う。大学に入ってから柔道をやり始めて、かろうじて初段になれた私とはまるで違って、高寺さんは小学校から大学まで柔道をしていて四段という高段者であった。初段と四段とは実力の上では幼稚園児と大学生ほどの違いがあるが、それでも柔道をしていたということが共通の話題となって、親近感が深まったことは事実であった。

「高寺さんが私より一回り上の子年《ねどし》だとは考えられませんね。年よりずっと若く見えるのは今でも若者と一緒に柔道をしているせいもあるんでしょうね」

これは私が感じたことをそのまま言ったまでで世辞でもなんでもなかった。

高寺さんは還暦を過ぎても週に一度は出身大学の道場で若い後輩と一緒に汗を流していた。そのうえ高寺さんはゴルフも大好きで、かなりの腕前らしかった。長年スポーツで鍛え上げたがっちりとした体軀《たいく》の身長一六八センチ、体重六五キロの高寺さんは、髪を黒く染めていたこともあるが、シルバーグレイの一回り年下の私とそれほど違わないように見えたのは確かだった。

　高寺さんには狭心症の発作が入院する前からときどき認められていて、かかりつけの医者からニトログリセリンが処方され、激しい運動は止めるように注意されていた。だが、高寺さんは柔道もゴルフも止めなかった。夫人が自宅にある柔道着を隠しても柔道を続けていたのは、事務所かどこか別のところに柔道着を用意していたのであろう。高寺さんはそれほどまでに柔道に執着していたのである。ゴルフも友人やクライアントからの誘いがあれば、よほどのことがないかぎり出かけていたようだった。

　高寺さんは退院してから月に一度、私の外来に来るようになった。外来での診療を開始して三年くらいしたときから、それまで主に早朝に起きていた狭心症とは別に、柔道の練習中やゴルフのプレイ中にも狭心症の発作が認められるようになった。この狭心症は、冠動脈の内腔が動脈硬化で狭くなり、激しい運動をしたときに心臓が必要とする酸素を十分に供給するだけの血流がそこを通過できないために起こる、労作性狭心症であり、安静時に認められる攣縮性狭心症ではなかった。高寺さんはこれまでの攣縮性狭心症とは別に労作性狭心症も起こすようになっていたのである。このことは動脈硬化症の病変が一段と進行したことを示唆していた。

ここに至ってはもはや激しい運動は避けたほうが無難と考えられた。私はそれまで柔道は控えるようにと忠告していたが、ゴルフまではうるさく言わないできた。だが、ゴルフ中に何度もニトログリセリンを使うようになってからは、しばらくはゴルフも中止するようにと言わざるを得なかった。だが、高寺さんにはそれを受け入れるのが難しそうだった。

「ゴルフは今の私には唯一つのストレス解消法になっているので、ゴルフまで取り上げられると、ストレスが溜まってかえって狭心症が起きてしまいますよ」

こう言われると、そうかもしれないと思えて、ときおり注意する程度にしていた。ところが、高寺さんが私の外来に来るようになってから五年ほどした六十六歳のとき、急性心筋梗塞になった。

高寺さんが心筋梗塞で緊急入院したと夜中に自宅に電話で報されたとき、〝まさか〟というより〝やはり〟という感じのほうが強かったと記憶している。それは、いつかこんなことになるのではないかという不安をそのころ高寺さんを診察するたびに抱いていたからだと思う。

夫人から聞いた話によると、高寺さんはさばききれないほどの多くの仕事を抱え、超多忙の生活をしていて、睡眠が三時間か四時間しかとれず、ストレス解消にと酒量が増えていたようだった。そして、狭心症の発作回数が増え、痛みの程度が強まり、胸痛の持続時間も長くなっていた。このような狭心症は心筋梗塞へと進展するリスクの高い不安定狭心症なので入院治療が必要だった。そこで、高寺さんに再三入院を勧めていたのだが、高寺さんはどうしても手が離せない仕事を抱えていることを理由に入院を拒み続けていた。それでもニトログリセリンの経口薬と貼り薬の併用と冠動脈の攣縮を抑制するカルシウム拮抗薬《きっこうやく》を用いることで、なんとか狭心症の発作を軽く抑えることができていた。それにもかかわらず心筋梗塞が起きてしまったのである。

心筋梗塞になった日、高寺さんにとって不愉快な出来事がいくつも重なって起きていた。

「朝、家内とつまらんことで口喧嘩《くちげんか》をしてしまいましてね。そのことが躓《つま》きの発端となって、次々に嫌なことばかりが起きて、最後には心筋梗塞で病院へ担ぎ込まれたんですから、それはひどい一日でした。

それでも、先生方のお陰で、こうしていのち拾いをさせて頂いたわけですから、まだ、運に見放されたわけではないんでしょうな」

五日間のＣＣＵでの治療を終えて一般病棟に移ったばかりの高寺さんはその日の出来事を冗談を交えて語った。夫人との口喧嘩のもとは高寺さんが弁解の余地のない、ある過去の不祥事について夫人がいつもになく執拗にその非を口にしたからであったらしい。そして、事務所では、ある重要書類をスタッフの一人が間違ってシュレッダーで処分してしまい、数日後に迫った裁判に支障をきたす恐れが出てきた。高寺さんが三人のスタッフとその対応に忙殺されていたときにも、何人ものクライアントが難しい問題を抱えて相談に訪ねてきた。そのなかの一人のクライアントとは話の行き違いから、契約解除寸前のところまで話がこじれてしまったが、高寺さんが大幅に譲歩することでかろうじてそうならずに食い止めることができたとのことだった。

「書類喪失のことは一件落着とまではいきませんでしたが、最悪の事態には至らずにすみそうな目処《めど》がついて、ほっと一息ついたのが午後三時ごろでした。そんなことで昼食を取りはぐれていたものですから、スタッフに頼んで近くのコンビニで弁当を買ってきてもらって食べ始めたところ、急に胸全体が圧迫されるように感じられたんです。すぐにニトログリセリンを一錠口に入れたんですが、ぜんぜん効きませんでした。いつもなら二、三分もすればとりあえず治るんですが、そのときはもう一錠用いたところでようやく治まったんです。そのときの胸の痛みがいつもとは大分違うように感じたものですから、翌日にでも先生に診ていただこうかと思っていたんです」

その日、高寺さんはいつもより早く事務所を出て自宅に着いたのは午後七時半頃だった。夫人にその日の事務所での出来事をかいつまんで話をしたが、狭心症のことは触れなかった。

「家内に話せば大騒ぎになるのは目に見えていましたので止めました。話せば多分、すぐに病院へ連れて行かれたと思います。でも、そのときはまったく胸の痛みも不快感もありませんでしたし、それにその日はいろいろなことがありすぎて猛烈に疲れていて、早く横になりたかったものですから。でも、あのとき病院へ行っていれば、心筋梗塞にならないですんだかもしれません」

高寺さんは就寝後二時間ほどしたとき突然、これまでにない激しい胸痛に見舞われ、救急車で杏林大学病院へ運ばれた。急性心筋梗塞だった。直ちに冠動脈造影が行われ右冠動脈が完全に閉塞していることが判り、閉塞したところをカテーテルの先端のバルーンで押し広げて血流を再開させた。このバルーン療法の直後に、完全房室ブロックと心室細動の重篤な不整脈が出現したが、これに対しては迅速な治療が行われて正常な調律に戻すことができた。その後の経過はおおむね順調で、ＣＣＵで五日間、一般病棟で一週間治療を受けたのちに高寺さんは退院となった。

入院中に退院後の生活について高寺さんと夫人を交えて話し合った。酒、睡眠、運動、仕事、食事などについての注意事項は高寺さんにはもう耳にたこができているほど聞かされてきたに違いないと思ったが、そのときの高寺さんは真剣に耳を傾けていた。

退院してからしばらくの間、高寺さんは仕事量を減らし、睡眠を十分にとるようにし、食事にも相当な注意を払っているようだったが、半年ほど過ぎたころには以前のような生活スタイルに戻っているように感じられた。だが、まだそのころは狭心症の再発はなかった。心筋梗塞発症一年後に冠動脈造影検査を行ったところ、バルーン療法を行ったところにはとくに異常は認められなかったが、そことは別のところの二箇所に以前は認められなかった中等度の狭窄《きょうさく》病変が検出された。この程度の狭窄病変では狭心症を引き起こすことはないと思われたが、もし、その狭窄病変の元になっている粥腫《じゅくしゅ》が破れ、そこに血栓ができて冠動脈を閉塞すれば心筋梗塞になる。実際、多くの急性心筋梗塞はこのように突然、粥腫が破裂することから生じると考えられているが、高寺さんにはそのことは話さなかった。

　このような冠動脈の粥腫は中年以降の人には多かれ少なかれ存在しているものだが、問題はその粥腫が破れやすいか、堅固にできているかである。血液中の悪玉コレステロールや中性脂肪が異常に高く、善玉コレステロールが低い脂質異常に加えて、高血圧、糖尿病、喫煙、肥満などの動脈硬化を促進させる危険因子を多く有する人に存在する粥腫は、脆弱《ぜいじゃく》で破れやすいことが明らかになっている。

そのころの高寺さんには、いずれも軽度ではあったが、高血圧、脂質異常、糖尿病が認められた。柔道で鍛え上げた堂々たる体軀は外見上は保たれていたが、腹囲が一メートルを超えるほどの肥満になっていた。柔道を止めたあたりから太りはじめたようだったが、太った原因は柔道をしなくなったことだけではなく、やはり摂取カロリーが大幅に増加したことによるものと思われた。

晩秋から春までの寒い季節になると、血圧の変動が大きくなり、狭心症の発作が出現するようになった。降圧薬の服用量を増やしたり、あらたに降圧薬を加えたりして血圧のコントロールを試みたが、なかなかの難治性で安定した良好な血圧を維持することが難しかった。

高寺さんが亡くなる二年前に、同じ法律事務所で長年一緒に仕事をしてきた弁護士が脳梗塞で倒れ、彼の仕事のほとんどを高寺さんが引き継ぐことになり、仕事量が急増した。仕事量が増えるとともに、地方へ出かけることも多くなり、月の半分は外泊するほどまでになった。そうなれば、当然のことながら外食する機会が増え、また、クライアントと会食の折には飲酒することも多く、家で夕食をとっていたころと比べればカロリーも酒量も倍増した。また、クライアントとの付き合いでゴルフをする機会も増えた。もともとゴルフが好きな高寺さんなので、誘われれば無理してでも出かけていたようだった。夜遅く自宅に帰り、ほんの数時間寝ただけで、早朝、自分で車を運転してゴルフ場へ駆けつけることも少なくなかったようだった。

ホルター心電計で二十四時間連続して心電図を記録する度に、狭心症の発作が起きていないときでも、心筋に虚血性変化が生じている所見が散見された。心筋に虚血が起きても症状がなければ、ニトログリセリンを服用することも、労作を中断して休むこともしないであろう。この無症候性の心筋虚血が起きれば、その度に少しずつではあるが心筋にダメージを与えているのは確かである。狭心症であれ、無症候性心筋虚血であれ、そこには冠動脈の狭窄により心筋に十分な血液が供給されない環境が存在しているのである。これが修正されないかぎり、心筋のダメージは次第に蓄積され心臓のポンプ機能が低下し、ついには心不全になるのは必定である。

降圧薬、頓服用《とんぷくよう》のニトログリセリン、長時間作用が持続するニトログリセリン、抗不整脈薬などを処方していたが、どうやら高寺さんはそれらをきちんと服用していないようだった。

外来受診時の血圧が驚くほどの高値を示すことが度々あったが、そのほとんどの場合、何日間か降圧薬を服用しなかったことが原因だった。地方へ出張するときに薬を持っていくことを忘れてしまうこともよくあったらしい。

「〝桜の花が咲くころまでは冬ごもり……〟ですよね。十分、気をつけています」

と、高寺さんは私がそれを口にする前にいつも言っていたのだが、実際には冬ごもりどころか大学の道場で柔道の寒稽古《かんげいこ》に参加していたのである。そのことを知ったのは、いよいよ桜の花の咲くころになってからであった。

「もう時効だと思うのでお話しするんですが、実は今年、久々に柔道の寒稽古に参加したんです。正直、私もはじめのうちはおっかなびっくりで、ニトロシールを貼って稽古をしていました。少しでも胸が痛くなったら止めることにしていたのですが、ぜんぜん、平気でした。五日間の早朝の寒稽古を何ごともなく無事にやり遂げることができました。たまたま何ごとも起きなかったのかもしれませんが、それでもやり遂げることができたわけですから、私の心臓は相当頑丈なんでしょうな」

寒稽古中に何ごとも起きなかったことが私には理解ができなかった。

トレッドミル（人が歩いたり走ったりするベルトコンベアー）による運動負荷心電図で、胸部不快感の出現と共に明らかな心筋虚血を示唆する所見が見られていたので、早朝の寒稽古という過酷な状況下での激しい運動中に、高度な心筋虚血が生じていたことは間違いないと思われた。それなのに胸痛が認められなかったということは、寒稽古という特殊な雰囲気のなかで異常なまでに気分が高揚し、痛みを感じる閾値《いきち》が高くなって胸痛を感じなかったのかもしれなかった。高寺さんは寒稽古を無事にこなしたことで、もう何をしても大丈夫、心配ないと思って、これまで以上に無理して仕事をするのではないかと心配になった。私はこのままでは危ないと感じて、高寺さんが外来に来るたびに体調や症状の有無について訊ねたが、ときどき狭心症を起こすことはあっても、とくに発作回数が増えることも、胸痛の程度が強くなることもないとのことだった。だが、胸部を聴診すると、わずかだが湿性ラ音が聴取され、軽度ながら心不全状態であることが考えられた。胸部レントゲン写真では心臓の陰影が少し拡大していて、両側の下肺野に軽いうっ血が見られた。これらはすべて心不全を示唆する所見であった。

「柔道はあれ以来、やっていません。いや、一度だけやってみたんですが、息切れがひどくて三十分ほどで切り上げました。これは年のせいばかりではなく、先生のおっしゃるように心臓が弱っているせいなんでしょうな」

高寺さんは普通に体を動かしているぶんにはとくに息苦しさを感じることはないが、駅の階段や急な坂道を上るときは、途中で息が切れて立ち止まって休むこともあるとのことだった。

高寺さんは七月に入ってすぐに、検査と休養を目的に入院となった。高寺さんが私の勧めに応じて、あっさりと入院してきたのは、高寺さん自身もこのままではいけないと判断したのであろう。このときの検査から高寺さんの心不全の原因は心筋梗塞後の高度な心筋障害によるものと診断された。これは長年にわたって、心筋が虚血性のダメージを受け、そのために、心筋自体のパワーが落ちて心不全になったものと考えられた。この病態は今日では虚血性心筋症として広く受け入れられているが、その当時はまだ、そうしたはっきりとした概念は確立されていなかった。

事態は予想していた以上に深刻だった。もし、また心筋梗塞になったとしたら、残存している心筋に大きなダメージが加わることになり、生命が脅かされることにもなりかねなかった。

私はこの事態を正直に高寺さんに伝えた。高寺さんには高血圧、狭心症、脂質異常に対しての従来の治療に加えて心不全の治療も開始された。二週間の入院治療で心不全による呼吸困難の症状は著明に改善され、トレッドミルによる運動負荷心電図検査も規定通り行うことができた。だが、運動負荷による心電図波形にはそれまでより高度な心筋虚血を示唆する所見が出現していたし、運動負荷終了間際には強い狭心症の発作が生じた。だが、これは予想範囲内のことだった。

高寺さんはそれまでより仕事量を減らし、睡眠も十分とるようにし、薬を飲み忘れるようなことはなくなった。厳しいダイエットで体重が約五キロも減少し、身動きが楽になり、駅の階段を急いで上がっても息切れも胸痛も動悸も出なくなった。

ゴルフは来年の春までは我慢したほうがいいと高寺さんには言っていたが、九月の終わりごろからはじめていることは夫人から聞いて知っていた。

「ほどほどにして絶対に無理をしないようにしてくださいよ」

ゴルフをするのは時期尚早に思われたが、プレイ中に息切れも胸痛も生じていないようであった。そのころの高寺さんはややうつ気味でもあったので、ゴルフは気分転換になるとは思った。

「芝生の上をゆっくりウオーキングする程度にしておりますから……」

私がゴルフをひとまず容認したことで高寺さんはほっとしたようだった。

「でも、それも十一月いっぱいまでで、それからあとは、桜の花が咲くころまでは冬ごもりですからね」

「それはもう、十分、わかっています」

高寺さんの顔に久しぶりに笑みが戻った。

その年の春に高寺さんはインフルエンザにかかり、肺炎を併発したために入院となった。七十歳の高寺さんにとって肺炎は生命を脅かす病気であった。毒性の強いインフルエンザウイルスの感染で全身の免疲力が低下しているときにかかった肺炎は難治性のことが多く、高齢者が呼吸不全で亡くなることがしばしばあった。しかも、高寺さんの場合には、肺炎による高熱で頻脈になり、心臓の仕事量が増加し、心不全が増悪する可能性が高かった。呼吸不全と心不全のダブルパンチを受けた高寺さんは生命の危機に立たされたが、幸いにして迅速な治療が功を奏して、明らかな心不全症状も狭心症も認められずに、二週間後には退院できるまでに快復した。

仕事が山積みになっているらしく、退院予定の数日前から事務所の人たちの出入りが激しくなった。退院の翌日から事務所に行かなくてはならないとこぼす高寺さんだが、そのわりに苦にしているようには見えなかった。

「こんなときに限って、人任せにできない大きな仕事が入ってしまって、しばらくは気が抜けない日を過ごさなくてはならないんです。でも、これがひと段落したらしばらくは伊豆高原のマンションで温泉につかって、のんびりしようと思っているんです」

仕事がいち段落ついたら温泉につかって云々《うんぬん》というせりふをもう何度聞いたかわからないほどだったが、実際にその通りにしたという話を本人からも夫人からも聞いたことがなかった。

一月の末に外来に来たときは、とくに変わった様子はなかった。

「伊豆高原は桜の名所でもあるんですよ。今年こそ、ぜひ、お越しください」

毎年、高寺さんから誘われていたが、ちょうどその時期が春の学会シーズンと重なっていたこともあって、訪ねる機会を逸してきた。

「今年はなんとか都合をつけて伺うようにしたいと思っています」

「ぜひ、そうなさってください。楽しみにしています」

だが、伊豆高原での花見は実現しなかった。高寺さんは二月中旬の日曜日の早朝、都心に近いゴルフ場でプレイ中に突然、強烈な胸痛に見舞われ、直ちに救急指定病院へ搬送されたが一時間後に亡くなった。死因は急性心筋梗塞だった。

四月に入って間もないある日の午後、高寺夫人が大学の私の部屋に訪ねてきた。四十九日の法要を終えたばかりだという高寺夫人はからだ全体が一回りほど小さくなったように見え、いつもの張りのある声は消え失《う》せていた。

「今、伊豆高原の桜は満開です。今年こそ先生ご夫妻においでいただこうと楽しみにしておりましたのに、こんなことになってしまいました。いまさら悔やんでもどうしようもありませんが、桜の花の咲くころまで冬ごもりをするようにとの先生のご注意をどうして守れなかったのかと、残念でなりません」

高寺夫人はバッグからハンカチを取り出し零《こぼ》れ落ちそうになった涙をぬぐった。

しばらくして、

「主人は選択を間違ったんです」

夫人は意外なことを言った。

「それはどういうことですか」

「実は主人が亡くなる日の前の夜、お二方からパーティーの招待状を頂戴《ちょうだい》していたのです。お一方《ひとかた》は先生もご存知かもしれませんが、M法律事務所の所長さんで、よくテレビにも出演されておられる弁護士のS先生です。この四月にM法律事務所の開設三十周年を記念して浦安に新築された大きなビルに移転することになり、その記念式典パーティーに主人も招待されました。もうお一方は主人の高校時代からの親友でK大学医学部の名誉教授をされているT先生です。その日の夜に都内のホテルで古稀を祝う会があって、それにお招きを受けておりました。T先生は主人の古稀の会に来て頂いた方ですので主人も出席することにしていたのですが、突然、M法律事務所からの招待状が来てしまい、主人はそのどちらに出席すべきか迷っていました。M法律事務所のS先生とは仕事の関係で深い繫がりがありますし、またT先生とは竹馬の友としてご親交を頂いておりました。主人はいっそ病気を理由にして両方ともお断りしようかと言っておりましたが、そうもいかず、迷いに迷った末に間違ったほうを選んでしまったのです。結局、主人は仕事を優先してM法律事務所のパーティーに出席することになり、私が主人の代理でT先生の古稀の会に行くことにしたんです。これで何とかうまくいくかと思っていたのですが、やはりそううまくはいきませんでした」

高寺夫人はがっくりと肩を落とした。

「もし、私が主人についてM法律事務所のパーティーに行っていたら、主人が所長のS先生から翌日のゴルフの誘いを受けたとき、何としてでもお断りしたと思うのですが、主人は断ることができずに受けてしまったのです」

たしかに一生の間には、その後の運命を大きく左右することになる二者択一の選択をしなくてはならない場面に遭遇することがある。高校時代の英語の副読本として読んだ究極の二者択一のおとぎ話を今でもよく覚えている。それは、ある王国の美しいプリンセスの花婿候補が二つの扉の前に連れてこられて、好きなほうの扉を開いて入れと王様に命じられる。一つの扉の向こうにはプリンセスがウエディングドレスを着て待っているが、もう一つの扉の向こうには腹をすかせたタイガーが牙《きば》をむいて待ち構えているのである。そして、その主人公が二つの扉の一つを開けたところで物語は終わっている。タイガーかプリンセスかは読者の想像に任せている。

高寺さんはM法律事務所のパーティーを選んだことで間違いなくタイガーの扉を開いてしまったのだが、それでもまだタイガーの牙から逃れることはできたはずだった。それはゴルフの誘いを断りさえすればよかったのである。M法律事務所のS所長から強引な誘いを受けたとしても、医者から桜の花の咲くころまではゴルフは厳禁されているとでも言って、断ればよかったのである。高寺夫人の話ではS所長は通夜の席で夫人に土下座して謝罪したそうである。これは私の勝手な想像なのだが、S所長からゴルフコンペの参加を勧誘されたとき、高寺さんはそれほどの抵抗なく、いや、それどころか自ら進んでその申し出に乗ったのではないかと思う。

高寺さんはパーティーの翌朝、夫人がまだ寝ている間に一人で車を運転してゴルフ場へ出かけた。そして、八時半近くにS所長の秘書からの電話で高寺さんがゴルフ場で倒れ、近くの病院へ運ばれたという報せが高寺夫人に届いたのである。夫人は高寺さんがゴルフに出かけるという話をまるで知らなかった。

「私に話せば止めさせられると思って、黙って出かけてしまったんでしょう。私も迂闊《うかつ》でした。前夜は二時ごろに目が覚めてしまい、そのままでは眠れそうになかったものですから睡眠薬を飲んでしまったんです。それで主人が出かけるときに目が覚めなかったんだと思いいます。もし、睡眠薬を飲んでいなければ、主人を止められたかと思うと……」

高寺夫人は声を詰まらせた。

夫人が病院へ駆けつけたときにはすでに高寺さんはこの世の人ではなかった。

高寺さんはグリーンの上で最後のパットを決めようとしたときに、急に前胸部に激痛を訴えて崩れるようにして倒れたという。最後のパットを決めるときには緊張が高まり、血圧が急上昇する。このようなときに心筋梗塞や脳卒中が起きやすくなるのである。ゴルフのプレイ中のこのような状況下で亡くなった人を何人か知っていたので、高寺さんには高齢者のゴルフではグリーンに載せたらそれでおしまいにしたほうがいいとかねがね忠告していたのだがそれを守っていなかったようだった。あとから何を言っても後の祭りで、そういう運命だったたんだと諦めるよりしかたがなかった。

私は高寺夫人からの十三回忌の法要をすませたという手紙を読みながら、そのころの高寺さんとのいくつもの出会いの場面に思いを馳《は》せているうちに、やり切れない気持ちになった。

ケース4
聴診器

医者を主人公にしたテレビドラマを見ていると、医者が聴診器をマフラーかペンダントのように首にかけているのを目にすることがある。あれで格好がいいと思っているのかもしれないが、私にはだらしなく無様に見えてならない。私がまだ現役の内科教授であったときは、医局員には絶対にそのような無様なスタイルは許さなかったし、私のところの医局員以外の医者も私の姿を見かけると、あわてて首にかけていた聴診器を白衣のポケットにしまったものである。

「刀が武士の魂であったように、聴診器は医者の魂であり、マフラーでもペンダントでもない」

などと学生の講義や病棟での回診の折に、冗談に本気をたっぷりまぜて話をした。

だが、今や聴診器は医者の単なるシンボルかアクセサリーにすぎないと思っている不心得の医者が少なからずいると聞いて、まさかと思う反面、まんざら嘘《うそ》ではないかもしれないとも思えてくる。でも、せめて内科医、なかでも循環器を専門にしている医者は、ある程度の聴診技術は身につけておかなくてはならないと思っている。

かつて私たちが聴診器を頼りに診断していた心臓や肺の病気を、今では超音波、胸部ＣＴ（コンピューター断層撮影装置）、ＭＲＩ（磁気共鳴画像装置）、心臓核医学検査などの種々の診断機器を用いて正確に行えるようになっており、臨床の場での聴診器の出番が少なくなっているのは事実である。でも、それらの診断機器による検査にしても完全ではないし、費用がかかるし、必要なときにすぐに行えるわけではない。一方、聴診は聴診器さえあれば、いつでも、どこでも、しかも、費用ゼロで行える診断法である。

研修医のなかには聴診器は血圧計の付属品の一部であるかのように思っている者もいるようだ。実際に、そのような研修医に心臓の聴診をさせても、ただ、心音や心雑音が聴こえるというだけで、それらがどのような心臓・血管系からの情報を伝えているかの分析などできないに違いない。

私が医師国家試験を通って内科に入局して間もないころ、先輩から、

「聴診で大事なのは耳と耳との間だよ」

と言われたことがある。それは心音や心雑音が聴こえても、耳と耳との間の大脳がカラッポなら、それらを分析して診断できるわけがないということなのである。たしかにその通りで、患者さん一人ひとりの心臓・血管系から発生する心音や心雑音がどのような現象を反映しているかを推測できるだけの知識と経験がなければ、ただ単に何かが聴こえているというだけの意味しかないことになる。

当時、母校のＫ大学病院では循環器病の専門医を目指すためには、何としてでも聴診レベルを上げなくてはならないという風潮が強かった。聴診の名人クラスになると、〝弘法筆を択《えら》ばず〟で、どんな安物の聴診器を使っても見事な心音の分析をするのだが、初心者の私はせめて聴診器だけは感度のいい超一流とされているものを使って、一日も早く先輩たちに近づきたいと必死であった。そのころは、アメリカ製の聴診器は日本製と比べて、精度も高ければ値段もとびきり高かった。親のすねをかじっていた無給の私はこれがなければ医者になれないと母親を口説き落として、アメリカ製の最新の聴診器を手に入れた。これはバイオリニストがやっとの思いでストラディヴァリウスを手にしたような思いに似ているといえばオーバーに聞こえるだろうが、でも、はじめて憧《あこが》れの聴診器を手にしたときの私は、まさにそのような思いであった。

名器を手にした私は人の何倍もの時間をかけて、やっとまずまずの聴診技術を身につけるまでに、まる三年はかかったと思う。それでも、

〝聴診十年〟といわれていたので、早いほうだったと自惚《うぬぼ》れていたのである。

　そのころ私は、週に一度、都内のＣ病院でパートで外来診療を担当していた。その外来は内科全般にわたる一般外来だったので、循環器に限らず、消化器、呼吸器、腎臓、内分泌などのいろいろな領域の患者さんが来ていた。でも、大学病院と比べれば患者さんの数が少なかったので、ゆっくりと患者さんと話をしながら診療することができた。

　五月の連休が終わって間もないある日のことだった。

「稲留有香子さん、診察室にお入りください」

　看護師に呼ばれて入ってきたのは、ドキッとするほどの美人だった。

　看護師から手渡されたカルテには年齢二十二歳とあり、そこに〝自費〟

のゴム印が押されていた。若い女性が自費で病院の内科を受診してくるとなれば、健康診断、それも結婚のための健康診断であるにちがいないと思った。

「どうなさいましたか」

「健康診断をお願いします」

やはりそうかと思ったが、こちらから結婚のための健康診断かどうかと訊くのがためらわれて、

「就職のための健康診断ですか」

わざと的をはずして訊ねた。

「いえ、結婚のためです」

稲留さんの顔はうれしさと恥ずかしさがミックスされて輝いていた。

「そうですか、それはおめでとうございます。それではひと通りの検査をしましょう。ところでこれまでに大きな病気をしたことはありませんか」

「ございません。いたって健康です」

高校、大学を通して硬式テニスをしてきたとのことで、稲留さんは健康そのものに見えた。眼瞼結膜《がんけんけつまく》の色は濃いサーモンピンクで貧血の徴候はなく、眼球の白目は真っ白で黄疸の疑いもなく、栄養状態はきわめて良好、手足の運動機能も良好、そして、下肢に浮腫も静脈瘤も認められなかった。だが、心臓に聴診器を当てると、正常の心臓からは聴取されないほどの大きさの心雑音が認められた。そこで慎重に聴診を続けると、右心室から肺動脈へと駆出される血液が通常より多量の場合に生じる心雑音であることが推測された。さらに、肺動脈弁と大動脈弁が閉じるときに発生する心音にも明らかな異常が認められた。この心雑音と心音の特徴から心房中隔欠損症という先天性の心臓病である可能性があった。

心房中隔欠損症というのは、右心房と左心房の間の壁に先天的に孔《あな》が空いていて、左心房内の血液の一部がこの孔を通って右心房へと逆流する病気である。この孔を通って右心房へと逆流した血液は、全身から心臓へ戻ってくる静脈血と一緒になって、右心室から肺動脈へと駆出されることになり、右心房へ逆流する血液量だけ心臓は余計に仕事をすることになる。このような心臓のオーバーワークが長年続くと、心臓の働きがうまくいかなくなり、心不全に陥ることにもなりかねない。このような事態にならないためには、できるだけ早期に心房中隔の欠損孔を手術で閉じるしかない。

稲留さんの聴診所見からはほぼ間違いなく心房中隔欠損症であると思われたが、それでも一〇〇パーセントの確信をもって、そうだと診断できるほどの自信がそのころの私にはまだなかった。もしかすると、健常者でもしばしば聴かれる生理的な心雑音であるかもしれなかった。

今では心臓超音波検査だけで確実に心房中隔欠損症の診断は可能だが、当時はまだ心臓超音波検査は開発されていなかったので、心電図、胸部レントゲン写真、心音図などの検査を経て、最終的に診断を下すには心臓カテーテル検査が必要であった。

「私の心臓に何か異常があるんでしょうか」

私が時間をかけて心臓の聴診をしたことで、稲留さんが不安になったのも無理はなかった。これまで心臓に心雑音があると言われたことがないかという私の質問に、一度もないとの返事だった。これほどの心雑音がどうしてこれまで見逃されてきたのだろうかとは思ったが、このようなことは残念ながら当時はままあることだった。

「少し気になる雑音が聴かれるので、心音図の検査をした方がいいと思います」

稲留さんのそれまでの明るい表情が消えて、

「その雑音からどんな病気が考えられるのでしょうか」

硬い声が私に向けられた。私は、これはあくまでも聴診所見からの推測であって、そうでないことも当然あり得るとしたうえで、心房中隔欠損症の可能性の話をした。そして、その心房中隔欠損症がどのような病気なのかとの稲留さんの質問に簡単な説明をした。

その日はとりあえず心電図と胸部レントゲン写真をとり、心音図は私が検査を担当する翌週の水曜日の午後にＫ大学病院へ来てもらうことにした。その日に検査した心電図と胸部レントゲン写真には心房中隔欠損症を疑わせる所見が見られた。

翌週の水曜日の午後、Ｋ大学病院の心音記録室で稲留さんの心音図を記録した。心音記録室は外部からの雑音の侵入を極力遮断する防音室になっていた。私は心音室のなかでベテランの先輩と一緒に稲留さんの聴診をしたあとで心音図を記録した。心音記録室内のモニター用の画面に描出されている心雑音の波形は私が推測した通りであった。

「ＡＳＤ（心房中隔欠損症）だな」

先輩が私の耳元で呟《つぶや》いた。

当時の心音図は感応紙に記録されていて、現像しなくてはならなかったので、すぐに結果を患者さんに伝えることはできなかった。そこで、稲留さんには翌週、Ｃ病院の外来に検査結果を聞きに来てもらうことにした。現像した心音図には典型的な心房中隔欠損症の特徴を示す波形があった。

心音図、心電図、胸部レントゲン写真の三つの検査で心房中隔欠損症の疑いが濃厚になったとはいえ、確実にそれと診断されたわけではなく、最終的には心臓カテーテル検査で心房中隔に欠損孔が存在していることを証明しなくてはならない。そして、心房中隔欠損症と確定診断された場合には、手術ができるかどうかの判定も心臓カテーテル検査で推測する必要がある。いずれにせよ、稲留さんには心臓カテーテル検査をする必要があった。

翌週、C病院の外来に稲留さんは母親と一緒に検査結果を聞きに来た。私はこれまでの検査結果と心房中隔欠損症の概略を二人に伝え、心臓カテーテル検査について説明した。

「嫁入り前の娘にそんな検査を受けさせるなんてとんでもないことです。それに、これまで学校の健康診断で心臓に雑音があるなんて言われたことなど一度もありません。何かの間違いではないですか」

血相を変えて私に食ってかかる母親に困惑した有香子さんは語調を少し強めて母親をなだめた。

「おかあさん、そんなことを言っては先生に失礼でしょ。先生、すいません。母には心臓カテーテルの話はしていなかったものですから」

「突然、こんな話を聞かされれば驚かれるのは当然でしょう。検査についてては、また、後日、相談することにしましょう」

稲留さん母娘が診察室を出て行ったあと、そばにいた看護師がぽっりとつぶやいた。

「健康診断書に心房中隔欠損症と書かれていたら、相手の男性はそれでも結婚しようと言うでしょうかねえ」

「そりゃあ、彼女を本当に好きなら結婚するだろうな。でも、そのことで結婚を断ってきたら、その男性はその程度にしか愛情を持っていないと判ったのだから、むしろ彼女にとっては結婚する前に判ってよかったんじゃないのかなあ」

「まあ、そうでしょうけど、これからどうなるか心配ですよね」

翌週、心臓カテーテルの検査を受けたいと稲留さんが一人で外来に来た。両親も同意したとのことだった。それから二週間後に大学病院でカテーテル検査が行われ、心房中隔欠損症であることが判明した。その結果、左心房から右心房への血液の逆流量は中等度ではあるが、肺動脈の内圧も正常よりやや高い程度で、血行動態的には軽症の心房中隔欠損症と診断された。でも、欠損孔をそのままにしておけば、いずれは肺動脈の内圧は高くなり、心臓と肺の血液循環に支障が生じて、やがて心不全になることは必定であった。そのような状態になってからではもはや手術は不可能であり、手術は早ければ早いにこしたことはなかった。

　カテーテル検査の主任担当医から稲留さんと母親に説明があり、できるだけ早期に手術を受けたほうがいいと勧告された。それから一ヶ月ほどたったころ、C病院の外来に稲留さん母娘が訪ねてきた。

「この間の検査では、病気はまだ軽いのでしばらくはなんの症状も出てこないだろうということでした。手術は早ければ早いほうがいいことはよく判りましたが、ご存知のように娘は結婚を控えております。何としてもこの結婚をまとめさせたいと願っております。無理なお願いであることは重々承知しておりますが、健康診断書に心臓の病気のことを書かないで出していただけないでしょうか。お願いします」

　そう言って母親が土下座するようにして私に頭を下げた。有香子さんはこの突然の母親の言動に狼狽《ろうばい》の色を顕《あらわ》にして悲鳴に近い声を上げて言った。

「おかあさん、何を言うの。そんな話をするために先生のところに来たのではないでしょ。手術を今すぐにしなくてはならないのか、それともぎりぎりいつごろまでしないですむかを訊きに来たのでしょ。先生、母がとんでもないことを言って申し訳ございません」

それからしばらくの間、私は興奮した母娘を懸命になだめながら、今後のことについて話を進めた。私は当時はまだ駆け出しの医者であり、心房中隔欠損症がどのような経過を辿《たど》るかについての詳細は、経験はもちろんのこと、知識も十分でなかった。そこで教科書に記載されていることや、先輩から聞いた話などを総合して、稲留さんのような軽症の場合には、四十歳代になるまで無症状であることが多いという話をした。

それならなおさらのこと、心臓病はなかったとして結婚してもいいのではないかと母親は言うのだが、有香子さんはそれには断固反対した。

「私は病気を隠してまで結婚したくはないわ。そんな秘密を持って結婚すれば、いつばれるかとひやひやして過ごさなくてはならないのよ。そんなの私には耐えられないわ」

「じゃあ、どうするのよ」

「はっきりと、病気のことを話すわ」

「そんなことをしたら、断られるにきまっているじゃないか」

「それならそれでしかたがないわ」

母娘の切ない話がたまらなかった。たしかに今は何の症状もないし、健康そのものに見えるし、結婚しても当分の間はなんの支障もないだろう。だが、いつか、その病気が現実の姿となって現れてくるのはたしかである。そのとき、どのように夫に説明するのだろうか。これまで全く知らなかったと言うか、それとも知っていて話さなかったと言うか。いずれにせよ、相当に辛い思いをしなくてはならないだろう。それだけではない、そのときはすでに手術ができない末期のステージになっているかもしれないのである。

実はそのころ、K大学病院に稲留さんと同じ心房中隔欠損症の五十三歳の井刈洋子さんが心不全で入院していたのである。

井刈さんは中学を出てすぐに青森から東京へ出てきてクリーニング店でお手伝いさんをしていた。二十歳のときに、同じクリーニング店で見習いとして働いていた今の夫と結婚した。井刈さんは独立してクリーニング店を経営するようになった夫の仕事を手伝いながら三人の子供を育て上げた。二十四歳で二人目の子供を産んだとき、医師から心臓に雑音があるから一度大きな病院できちんと検査を受けたほうがいいと言われたことがあったが、心臓が苦しいこともなかったし、子育てと家業が忙しいこともあってそのままにしていた。二十八歳で三人目を妊娠したときも、同じ医師から検査を受けるように勧められたが、日々の忙しさに追われて病院へは行かなかった。その後、心臓のことは多少気にはしていたが息苦しいことも、動悸も、胸の痛みなどもまったくなかったので、病院での検査のことなどすっかり忘れていた。

ところが、四十七、八歳のころから、いつもより早足で歩いたり、階段を急いで上ったりしたときに、それまでそんなことくらいで感じなかった息苦しさを覚えるようになった。また、そのころから近所の人たちから顔色が悪いと言われるようにもなった。それでもそれは更年期の症状ではないかと、とくに気にしないでいた。

だが、半年ほど前から唇や口腔内の粘膜、それに指先までが薄い紫色になり、下肢にむくみが見られるようになり、次第にそれらの症状が強くなってきたので、近くの内科クリニックを受診したところ、心臓に雑音が聴かれるし、胸部レントゲン写真で心臓や肺動脈が拡張しているので精密検査が必要であるとして、Ｋ大学病院に紹介され、検査目的で入院となったのである。

聴診所見と胸部レントゲン写真から心房中隔欠損症であること、そして、全身にチアノーゼがみられ、肝臓は腫大し、下肢に著明な浮腫が認められることなどから、肺動脈内の血圧が高くなり、静脈血が欠損孔を介して動脈側に流れこんでいるアイゼンメンジャー症候群になっていることが考えられた。

胸部外科と循環器内科が合同で月に一度行っていた症例検討会で井刈洋子さんが取り上げられた。そこでの結論は、欠損孔を閉鎖する手術はすでにその適応はなく、内科的な対症療法で対応していくほか手はないということになった。この時点で井刈さんの生命予後は長くとも三年であろうと予測された。その検討会での話のなかで、せめて三十代半ばくらいまでに手術をしていれば、平均寿命を全うできたのではないかと悔やまれる声が聞かれた。

その検討会に私も参加していたので、稲留有香子さんが井刈さんと同じような運命を辿るようなことにならないために、できるだけ早く手術を受けるように勧めなくてはならないと思っていた。

稲留さん母娘に、心房中隔欠損症の手術は心臓の手術のなかではリスクが少なく、術後は健常者とまったく変わらない日常生活を送ることができること、そして、今の段階で手術を受ければ健常者と同じ生命予後を確保できることを話した。井刈さんの話は検査入院中に担当医から外科手術を勧められたときに聞いたということだったので触れないでおいた。

「お相手の方に私から説明する必要が出てきたらいつでもおっしゃってください」

「はい、ありがとうございます。いずれまた、ご相談にまいります」

稲留さんはもう私のところへは来ないのではないだろうかという不安があったが、それはそれでしかたがないという思いもあった。

今すぐ手術をしなければいのちに関わるというわけでもなく、稲留さんはゆっくり時間をかけて結論を出すに違いないと考えることにした。だが、それから一ヶ月くらいしたとき稲留有香子さんがひょっこりC病院の外来に訪ねてきた。

「その後のご報告と今後のことにつきましてご相談にまいりました」

きびきびとした態度と平静な話し方のなかに稲留さんの心の方向に決まりがついたことが感じとれた。

「お仲人さんを介して先方に病気のことをお伝えしましたところ、先方からお断りの返事がまいりました。母はがっくりして四、五日は半病人のようでしたが、私はこうなるものと覚悟しておりましたのでなんともありませんでした。正直なところ、それでも結婚したいと言ってきたらどうしようかと思っていましたので、早々に決着がついてむしろほっとしているところなんです。ご報告はこれで終わりです。これからがお願いなのですが、私、先生方がお勧めくださったように、手術を受けようと思っております。母は今でも結婚前に手術で胸に傷をつけるのはどうかと手術には消極的なのですが、父はどうせなら早いに越したことはないと申しております。私は病気を取り除いて普通の人と同じ身体になってから結婚したいのです。結婚しても就職するつもりでおりまして、すでにS出版社から内定の通知をいただいておりおります。そこで夏休み中に手術を受けたいのですが、そのようにお願いできませんでしょうか」

「それは今、ここではなんとも言えませんが、今日にでも胸部外科と相談してみます。それよりもお母さんは手術に同意なさいますか」

「それは大丈夫です。それに、母が何と言おうとこれは私の問題ですから」

稲留有香子さんはすでに決意を固めているようであった。結納まで交わした結婚が解消されたことはいかに気丈な稲留さんでも相当なショックであったはずである。にもかかわらず、こんなにも早く手術を受ける決心をしたのは、このショックからの反動のエネルギーに負うところが大きいと思われた。

稲留さんの手術は八月の中旬に行われた。なんの合併症もなく手術は成功し、術後の経過も良好であった。十一月に入って間もないころ、C病院の外来に稲留有香子さんが訪ねてきた。

「もうテニスをしてもいいと外科の先生から言われたのですが、さすがにまだしていません。でも、そろそろやってみようかなと思っています。どうでしょうか」

稲留さんは前よりずっと明るく見えた。

「心房中隔の壁の孔がふさがって、心臓に余分な負担がかからなくなったと思うだけで、なんだか気持ちがぐっと楽になりました。そのせいでしょうか、みんなから手術を受ける前よりほがらかになったと言われるんです。自分でもそう思っています。手術をして本当によかったと先生方に感謝しています」

稲留さんは満面に柔らかな笑みを浮かべ、若者らしく私に握手を求めて診察室を出て行った。

「もうどんないいところから結婚の話がきても、堂々と受けて立つことができるわね」

私がそのときまさにそう思っていたことを年頃の娘が二人いるベテランの看護師がずばり言ってのけた。

それから一年後に思いがけず稲留有香子さんから私に手紙が届いた。

結婚することになったという吉報であった。相手はS出版社に勤務している人で、稲留さんが心臓の手術を受けたことを話しても、まったく動ずることはなかったようだ。

その手紙のなかにちょっと意外なことが記されていた。

「……前の縁談のとき健康診断書を取り交わそうと提案したのは私でした。相手の方はそんなことは必要ないと言ったのですが、私から無理にお願いしたのです。それは、私の知り合いに結婚したあとすぐにご主人が肺結核で入院した人がいたからでした。私が相手の健康状態を知りたいために提案した健康診断で、私に心臓病があることがわかって破談になったのですから皮肉な話です。でも、このことは私にとっては本当に幸運だったと思っています。もし、健康診断を受けないで結婚していたとしたら、私の心臓病は発見されないままずうっと放置されていたのではないでしょうか。そして、それに気づいたときにはすでに手遅れになっていたかもしれません。健康診断書を取り交わすことを提案したこと、そして、先生が聴診器で私の心臓の雑音をみつけてくださったことが私のいのちの分水嶺になったと思っています……」

私は講義のなかで心臓の聴診の大切さを学生や研修医に喚起するために稲留さんの話を何度かしたことがある。その話のなかで、〝聴診で大事なのは耳と耳との間〟という話も付け加えていたらしく、今でも卒業生に会うとよくその話が出てくる。

あれからもう四十年以上にもなる。今年の須藤（旧姓稲留）有香子さんの年賀状に、孫娘とテニスをしているとあった。

ケース5

塞翁が馬

毎年ゴールデンウイークのあとの一週間くらいは外来に来る患者さんがいつもの倍近くにも膨れ上がる。その年、私の外来担当日がゴールデンウイークあけの最初の日になっていたが、飛び石連休だったのでそれほどの混雑はないだろうと思っていたがそうはいかなかった。まさに目が回るほどの忙しさだった。

「何か変わったことはありませんか」

「いえ、とくにありません」

いつもならこんな会話が多いのだが、その日にかぎって、

「めまいがして倒れそうになることがあるんです」

「立ち上がろうとするとふらっとめまいがするんです」

「ふわふわと体が浮いているような感じがして……」

などのめまいを訴える患者さんが何人もいた。

「目を回しているのは私たちだけではなさそうですね」

陪席医《ばいせきい》の一人がペースダウンしてきた私に気を遣ってそう言ったのだろうが、本当に忙しくて目を回していたのは、私ではなく陪席していた三人の医局員だった。

「そのようだね。気候のせいかもしれないな」

この時期は一年のうちでも気温の変動が最も大きく、真夏日になることも肌寒く感じる日もあって、体調を崩して病院に来る人が少なくない。

「昨日、居間で片づけものをしていたとき急にくらっとして目の前が真っ暗になって、一瞬、わからなくなりました。気がついたら倒れていたんです。そのとき、頭を椅子かテーブルの角《かど》にでもぶつけたのだと思いますが、小さな瘤《こぶ》ができてしまいました」

景浦房子さんが頭を下に向けて、両手で後頭部の髪を押し分けるようにして私に見せた。そこにはビー玉を半分にしたくらいの小さな瘤があった。景浦さんは昨年、六十五歳で生命保険の外交員の仕事を辞めてから、大手スーパーの三鷹支店販売推進部長の要職についていて、半年ほど前から高血圧と狭心症で私の外来に来ていた。

話の様子から起立性のめまいで一瞬気を失ったのではないかと考え

られたが、ときどき動悸を訴えていたこともあったので、悪性の不整脈が出て、一瞬、脳へ行く血流が遮断されたことによる失神の可能性も否定できなかった。

「これまでに同じようなことはありませんでしたか」

「ええ、軽いめまいは何度もありましたが、倒れてしばらくわからなくなったというようなことは今まで一度もありません。今度が初めてです」

それまで前の会社の定期健診で、治療をするか、しないかのぎりぎりの高血圧であったほかは、とくに問題はなかった。だが、スーパーに移ってからは、血圧が高くなり、ときどき階段を急いで上がるときなどに、前胸部に締めつけられるような痛みを認めるようになり、医務室で降圧薬とニトログリセリンを処方されていた。スーパーの副社長からきちんとした治療を受けるように言われて、私の外来に紹介されたのである。そのスーパーの副社長は何年か前に心筋梗塞で入院したことがあり、それ以来、私の外来に通院していた。

景浦さんは二十年以上もジョギングを続け、東京近郊で開催される名だたるマラソン大会には必ず参加している身長一六二センチ、体重五四キロのアスリートで、ひとかけらの贅肉《ぜいにく》もないほどに引き締まった体をしていた。血圧は二種類の降圧薬の服用で一三〇／八〇ミリメートル・水銀柱くらいにほぼコントロールされていたが、ときには上の血圧が一七〇ミリメートル・水銀柱くらいまで跳ね上がることもあった。心電図に左室肥大や心筋障害の所見はなく、不整脈も見られなかった。通常の心電図ではごく短時間の心拍しか記録されないので、そこに不整脈が検出されなくても、たまたまそのとき不整脈が出現しなかったというだけで、一日を通してまったく不整脈が出現しないとは限らない。そこで景浦さんには二十四時間連続して心電図を記録できるホルター心電計を装着することにした。

ホルター心電計で一日の心拍数、約十万個を記録した心電図波形を分析した結果、心室期外収縮や心房期外収縮という健常者でもよく見られる不整脈がそれぞれ百個ほど記録されたが、失神に結びつくような悪性の不整脈は見られなかった。このホルター心電図を記録している間に景浦さんは一度もめまいを認めていなかった。めまいを起こしている最中に不整脈が検出されなければ、めまいの原因が不整脈によるものではないと考えられるが、ホルター心電図記録中に景浦さんはめまいを認めていなかったので、めまいの原因が不整脈ではないとはいい切れない。このことを景浦さんに説明して、これから先、何度かホルター心電図を記録して調べる必要があることを話したが、あまり気乗りがしないようだった。ホルター心電計を身につける煩《わずら》わしさを考えればそれも無理がなかった。ホルター心電計を装着した日は入浴ができないし、動き回るのに多少は不便を感じる。それに電極を胸に貼り付けているので気持ちがよくない。私も何度かホルター心電計をつけたことがあるが、夜、床についたときに機器の中のモーターの回転音が少し気にはなったが、それで睡眠が妨げられるようなことはなかった。

それから一ヶ月後に景浦さんを説得して再度、ホルター心電図を記録してみたが、結果は前回とほぼ同じだった。そのときもまた、一度もめまいは認められなかった。だが、そのほかの日には何度かめまいがあったが、倒れそうになるほどのものではなかった。私はまだその時点で不整脈がめまいの原因になっている可能性を捨ててはいなかったが、頭を急に動かしたときに生じる内耳性のめまいも否定できないと考えていた。これは良性発作性頭位性めまいといって、中年以降の女性にしばしば認められるものである。

そのほか、一過性脳虚血発作や脳梗塞も考えて頭部のCTやMRIなどの検査をしてみたが、それらを裏付ける所見は得られなかった。

そうこうしているうちに、半年が過ぎて十二月になった。ある日、景浦さんは事務所内の階段を急いで下りているとき、足を踏み外して転げ落ちてしまった。下から四段目から転げ落ちたのだが、変な具合に足をひねったせいか、脚の骨にひびが入ってしまい、急遽《きゅうきょ》、杏林大学病院の整形外科に入院となった。景浦さんが高血圧と狭心症で私の外来に通院していることから、私が主宰する第二内科と併診することになった。

病室に景浦さんを訪ねて、階段を転げ落ちたときの状況を聞いてみると、どうやらめまいがして足を踏み外したらしいことがわかった。そこで、この機会を利用してホルター心電図を連続三日間記録することにした。一日目の記録には外来での検査とほぼ同じような所見しか見られなかったが、二日目と三日目の記録には、失神発作の原因になりうる悪性の不整脈が夜間睡眠中の記録に認められたのである。この不整脈は専門的には〝モービッツⅡ型の二度房室ブロック〟といわれるもので、ときに、著しく心拍数を減少させ、失神発作を誘発し、生命を危機に陥れることもある。景浦さんのこれまでのめまいの原因がこの不整脈であった可能性が出てきた。景浦さんが階段から転げ落ちたのも、単に足を滑らせたのではなく、突然、〝モービッツⅡ型の二度房室ブロック〟が出現し、数秒間の心停止となり、めまいが誘発されたためではないかとも考えられた。

それにしてもこの不整脈が検出できたことは何よりの幸運だった。もし、景浦さんが骨折で入院しなかったら、この不整脈がめまいの原因になっていることがわからないままに経過して、ひょっとしたら大事に至ったかもしれないのである。この〝モービッツⅡ型の二度房室ブロック〟はいつ起きるかわからない。車の運転中に起きたら大惨事になるだろうし、階段を下りているときに起きたら転落して頭を打っていのちを落とすかもしれない。また、ホームで電車を待っているときに起きたら、ホームから線路に転落して電車に轢《ひ》かれることもないとは言えない。

こんどのように脚の骨にひびが入った程度ですんだのは実に幸運だったのである。

景浦さんのように、この不整脈が検出され、しかも、数秒間の心停止が明らかになった場合には、人工ペースメーカーによる治療がファーストチョイスである。そうは言っても、当事者にとって、人工ペースメーカーを植え込むことへの不安は大きく、相当な覚悟が必要であることは明らかである。

「薬で何とかならないものでしょうか」

人工ペースメーカーの植え込みの話をしたとき、景浦さんは九分九厘、何ともならないだろうと思いつつも、一縷《いちる》の望みをかけて訊ねているといった口ぶりだった。だが、この不整脈に確実に効く薬はなく、人工ペースメーカーが唯一つの安全な治療であることを話すと、

「わかりました。やるしかないんでしょうね」

と、ある女性代議士の口調を真似て、意外とあっさり承諾した。

人工ペースメーカーが植え込まれてからは景浦さんのめまいは完全に消失した。その後のホルター心電図の記録で〝モービッツⅡ型の二

度房室ブロック〟が出現すると、ペースメーカーが作動して、そこからの刺激で心臓の拍動が維持されていることがわかった。最初のうちは、ペースメーカーが作動しはじめたとき、心臓に多少の違和感を覚えたが、それも次第に薄らいでいき、一ヶ月後にはほとんど意識しなくなったようだった。

脚のギプスも取れて、近々に退院する予定だと知って、整形外科の病室に景浦さんを訪ねた。病室には一人息子の景浦貞嘉さんが来ていた。貞嘉さんは情報・通信・サービス業を手広く手がけているH社に勤務している三十七歳の青年でまだ独身とのことだった。貞嘉さんはアスリートの母親の体型とは対照的に、ずんぐりとした肥満体であった。身長は一七〇センチくらいで、体重はかるく九〇キロを超しているだろうと思われた。

私はH社とは講演会を通して長年の付き合いがあり、上層部の何人かの人とは知己の間柄にあったので、そこに勤めている貞嘉さんにははじめから親近感を覚えていた。貞嘉さんは入社以来営業を担当しているだけのことはあって、如才がなく、人を惹きつける話し方はさすがだった。そこが内科の病室ではなく整形外科の病室だったので、ちょっと顔を出すだけのつもりでいたのに、貞嘉さんの巧みな話につられて、つい長居をしてしまった。

そこでの話のなかで、貞嘉さんは早ければ一年後に、遅くとも三年後までには独立して広告代理店を立ち上げることを語った。

「独立するといっても、主にH社からの下請けの仕事をする、ちっぽけな会社なんですが、いざ、会社を立ち上げるとなると、それまで考えていた以上に大変なことだとわかりました」

基本的な設立資金に関してはH社が銀行に働きかけてくれて何とかなりそうだが、それだけでは不十分で、個人的に調達しなくてはならない資金も相当なものであるようだった。

「このままH社に勤めていたほうがいいんじゃないかと、これまでさんざん言ってきたんですけど、どうしても新しく会社を始めたいと言いはるもんですから、もう、しかたがないとあきらめているんです。それに、こんど貞嘉が結婚するときめた人が会社設立に賛成しているようですので、私はもう口を出さないことにしました。でも先生、息子が親にこんな心配をさせるんで心臓が驚いて動かなくなったんじゃないんでしょうか」

今さら反対してもどうにもならないことがわかっていても、それでも心配で愚痴をこぼしたくなる母親の気持ちがにじみ出ていた。ところで、貞嘉さんが結婚するという話は初耳だった。

「誰かいいお嬢さんがいたら息子の嫁に紹介していただけませんか」

と以前に言われたことがあったが、そのとき貞嘉さんはたしか三十五歳だと聞いた覚えがある。貞嘉さんは仕事が忙しすぎて女性と付き合っているひまがないまま、その年まで独身できてしまったとのことだった。

「結婚と新会社設立とは素晴らしいですねえ。これじゃあ、お母さんの心臓が目を回して、転んで怪我をしたのがわかるような気がしますよ」

順風満帆にして前途洋々たる貞嘉さんの熱気が私にまで伝わってきて、つい、こんな軽口を叩いてしまった。

景浦房子さんは退院してすぐに仕事に復帰した。ペースメーカーを植え込んでからは一度もめまいを認めなくなったが、日々の血圧の変動が大きくなった。

「仕事が忙しいこともありますが、息子の仕事のことや結婚のことが気になってよく眠れないことも血圧を上げているんじゃないかと思うんです」

息子が会社を辞めて独立することが心配でならない景浦房子さんの気持ちは私にも理解ができた。貞嘉さんは、若者が就職したい会社べスト10の上位にいつもランクされているH社のエリート社員と目されていて、このままいけば課長、部長、さらに取締役までも到達できるのではないかと嘱望されているらしいのに、なぜ、それを打ち捨ててまで独立しなくてはならないのか、景浦さんばかりでなく私にも理解できなかった。

「やはり血なんでしょうか」

そう言って、ある日、景浦さんはこんな話をした。景浦さんの夫の清輝さんは三十歳のとき、勤めていた市役所を突然辞めてしまった。そのとき貞嘉さんはまだ八歳の小学三年生だった。市役所での仕事に満足していなかった清輝さんは事務機販売会社から営業部長のポストのオファーを受けて転職したのだが、転職して一年も経たないうちにその会社は大手の商事会社に合併され、清輝さんは一介の平社員に降格された。清輝さんはそこでの仕事に耐え切れなくなり、会社を辞め独立して、同じく事務機を販売する会社を設立した。会社といっても清輝さんを含めた営業マン三人と事務員一人の小さな会社だった。設立からの二年間は思っていた以上に業績が伸び、従業員を二倍の六人にし、取り扱う機種も大幅に増やした。だが、三年目に入ったときに業界全体に不況の波が押し寄せてきて、販売業績が半減して大量の在庫を抱えてしまった。清輝さんの会社はまだ、このような厳しい苦境を耐えぬくだけの資力の蓄えも、資金を調達する信用力もなかったために、多額の負債を抱えたまま、もろくも倒産に追い込まれてしまった。その後、清輝さんはいくつもの仕事に手を出したが、いずれもうまくいかず、五十三歳のとき不遇のうちに胃がんで亡くなったのである。

景浦房子さんの話を聞いて、普通の人間ならまずやるはずがない人生をかけての一か八かの大勝負に、父親がしたと同じように息子が挑もうとしているのは、単なる偶然ではない何かがそうさせているのかもしれないと私にも思えてきた。

四月に入ってすぐの日の夕方、大学の私の部屋に景浦房子さんから電話が入った。貞嘉さんが運転していた車が交差点で信号待ちをしているとき軽自動車に追突されて、貞嘉さんはハンドルに顔をぶつけて打撲傷を負ったというのである。貞嘉さんは救急車で近くの病院に搬送され診察を受けた。その結果、顔面の打撲傷は大したことはないが、むち打ち現象による頭部打撲で脳や頸椎《けいつい》に損傷をきたしている可能性もあるので、入院が必要ということになった。貞嘉さんは杏林大学病院への転院を強く希望したが搬送に伴う病状悪化のリスクもあることから、正確な診断がつき、安全な搬送が可能になるまでは、その病院で治療を受けることを救急担当医から勧められているが、どうしたらいいものかというのが景浦房子さんからの電話の趣旨であった。私は救急担当医の言うことは当然のことなので、それに従うように景浦さんに伝えた。

翌々日、貞嘉さん本人からの電話によると、頭部のCT検査で明らかな病変が検出されないので、今後の経過観察は必要だが、このまま入院している必要はないのでいつでも退院していいと言われたとのことだった。

それから一週間後に、紹介状とＣＴ画像のコピーを含めた検査結果一式を持って貞嘉さんが私の外来にきた。本来なら整形外科が中心になって経過を観察していくべきではあったが、とりあえず私の外来が窓口になって、必要に応じて他の臨床科で診察を受けるようにした。整形外科と脳外科で救急病院で撮ったＣＴを検討してもらったが、そのときはとくに異常所見は認められないとのことだった。

「これがむち打ち症の症状というもんなんでしょうが、どうも頭がぼうっとしていて、考えがうまくまとまらないんです」

貞嘉さんの悩みはこのことだけだった。追突されてから一ヶ月経っても頭の症状は良くならなかった。整形外科医も脳外科医もむち打ち症では何ヶ月もこのような症状が続くことがあるといい、特別な治療法がないということだった。

ちょうどそのころ、狭心症で入院していた六十三歳の男性に破裂寸前だった脳動脈瘤が発見され、クモ膜下出血の大事に至る前に脳外科で手術を受けることができたという貴重なケースの検討会が行われた。

その男性は冠動脈のバイパス手術を終了して、数日以内に退院する予定になっていたのだが、急に眩しくて目を開けていられなくなり（羞明《しゅうめい》）、物が二重に見えるようになり（複視《ふくし》）、さらに瞼《まぶた》が下がるようになった（眼瞼下垂《がんけんかすい》）。この患者さんを担当していた研修医が、この一連の羞明、複視、眼瞼下垂の三つの徴候が国家試験によく出題される動眼神経麻痺の徴候であることに気づいて、すぐに眼科と脳外科の診察を依頼した。その結果、いつ破裂してもおかしくないほどに大きくなった内頸動脈瘤が発見され、その動脈瘤が近くを走行している動眼神経を圧迫して動眼神経麻痺を生じさせていることが判明したのである。この破裂寸前にあった動脈瘤を無事に手術することができたのは、いち早く動眼神経麻痺に気づいた研修医の手柄であった。

その症例の検討会に脳外科のＳ助教授を招いて、脳動脈瘤についての最新の診断と治療について講義をしてもらった。その講義で、破裂しやすい部位の動脈瘤は内頸――後交通動脈瘤、前交通動脈瘤、脳底動脈分岐部動脈瘤などであること、また、破れやすい動脈瘤の形状は、大きさが五ミリメーター以上、とくに一〇ミリメーター以上で、形が不整で定期的な観察で増大していることなどが多くの症例を通して提示された。

S助教授の講義を聞いてまだそれほど日が経っていなかったこともあったとは思うが、頭がぼうっとして、すっきりしないという景浦貞嘉さんに、

〝もしかしたら脳動脈瘤ではないか？〟

という素朴な疑問がふと私の頭を過《よ》ぎったのである。未破裂の動脈瘤のほとんどが無症状なので、まずその可能性はないだろうとは思ったが、空振りを覚悟の上でS助教授に脳動脈瘤を含めた脳血管障害の可能性についての精査を依頼した。

それから二週間ほどしたとき、S助教授が私の部屋にMRA（磁気共鳴血管造影）の写真を持って訪ねてきた。

「かなり大きな動脈瘤がありました」

そう言ってＳ助教授はＭＲＡ写真を私の机の上の蛍光ランプにかざして動脈瘤の所在を指差した。そこには凸凹の感じがするいびつな球状の動脈瘤が枝分かれした二つの動脈の分岐部にはっきりと見えた。

「これは前交通動脈の動脈瘤です。直径が約七ミリで表面が凸凹で不規則な上にゆがんでいますので、破裂しやすい部類の動脈瘤と考えられます。これによる症状はまずないと思われますので、今、患者さんが訴えている頭がぼうっとしている症状はこの動脈瘤とは関係ないでしょう。それにしても、運のいい患者さんですね。先生が動脈瘤を疑って私たちに検査を依頼してくださらなかったら、破裂するまでわからなかったでしょうから」

「君の動脈瘤の講義を聞いたばかりだったので、もしかしたらとごく短絡的な発想で検査をお願いしたんですが、まさか、こんなことになるとは正直、驚いているんですよ。まさにまぐれ当たりです。ところで、この動脈瘤は破裂しやすいということですが、どのくらいの確率なんでしょうか」

「はっきりとした数値では申し上げられませんが、脳ドックなどの検査で偶然発見された動脈瘤では、最大径が五ミリ以上の場合の年間破裂率は約一パーセントとされています。この患者さんの場合、最大径が七ミリと大きい上に、瘤の表面が不規則で全体的にゆがんでいますので破裂しやすい部類の動脈瘤だと思います。このまま放置すればかなりの高い確率で破裂するのではないでしょうか。できるだけ早く、手術をすべきだと考えます」

Ｓ助教授は破裂する確率を明言こそしなかったが、いつ破裂しても不思議はないと言い切った。

その日の夜、景浦貞嘉さんに電話をして動脈瘤についてＳ助教授から聞いたことをかいつまんで話した。

「脳動脈瘤があるんですか。本当ですか。そんなこと前の病院では言われていませんでしたが……」

「前の病院でとったＣＴ画像があまり鮮明でなかったことと、ＭＲＡの検査をしていなかったのでみつからなかったのでしょう」

「その動脈瘤は追突されたためにできたんでしょうか」

「いや、そうじゃありません。この動脈瘤は血管が分岐するところにできたもので、この部分の血管の壁が生まれつき薄く弱くなっていて、そこに血流が強く当たって、だんだんと膨らんで瘤のようになったもなのんです。ですから、脳動脈瘤は追突事故の前からあったもので、こんどの検査でそれが偶然発見されたんです」

「そうなると、その動脈瘤は今度の追突事故のずうっと前からあったわけですよね。それも何年も前からずうっとあって、これまでなにごとも起こらなかったわけですよね。ということは、これから先もこのままの状態が続く可能性もあるんじゃないでしょうか」

「ええ、それはあると思います。でも、動脈瘤の大きさ、形状の特徴から判断して、景浦さんの場合、残念ながら破裂するリスクが高いことがわかったんです。破裂したらいのちに関わることになりますので、今の段階で手術をしたほうがいいと思います」

私は直截《ちょくせつ》に手術すべきであることを伝えた。もちろん、手術には危険を伴う。手術がうまくいくとは限らない。重篤な後遺症を残すこともあるかもしれないし、いのちを落とすこともないとは言えない。だが、このままにしていたら、近い将来破裂する確率がきわめて高いことは間違いなかった。

「突然のことなので正直、どうしたらいいのかわかりません。今後のことを含めてじっくりと考えてみます。いずれにせよ、近いうちに病院へ伺います」

貞嘉さんの狼狽振りが伝わってきた。貞嘉さんは結婚と新会社設立というまさに人生最大のハイライトの真っ只中に立とうとしていたのである。それが、よりによってこんな大事なときにと、地団太踏む思いでいる貞嘉さんの気持ちがわからないでもなかったが、でもこれを天恵と受け止めるように貞嘉さんを説得しなくてはならないと思った。

それから二週間ほど経った日の午後、貞嘉さんが病院に訪ねてきた。

「やっと決心がつきました。手術を受けようと思います」

開口一番、貞嘉さんははっきりとそう言ったあとで、

「実は、さんざん迷いましたが、母にきつく言われまして、それでやっと決心がついたのですが……」

と最後のほうはやや弱腰とも思える響きになっていて、まだ、どこかに踏ん切りがつかないところがあるようにも見えた。

「脳外科の先生から、手術は金属性のバネのついたクリップで動脈瘤

の根本を挟んで動脈瘤への血流を遮断することで破裂を予防するとお聞きしました。死亡率は一パーセント以下だし、後遺症も五パーセント以下ということですので安心はしているのですが、それでも頭蓋骨を鋸《のこぎり》で切って手術をされるのだと思うと、不安になってきます」

貞嘉さんはそう言ってしばらくうつむき加減のままで目を閉じていたが、やがてゆっくりと大きく息を吸い込むようにして背筋を伸ばして言った。

「こんな女々《めめ》しいことを言っているのを母に知られたら、お前、それでも男かとどやされてしまいます。明日、脳外科の外来に行くことになっておりますので手術をお願いしてまいります」

「そうですか。私からもＳ助教授に万全を尽くしてやるように話しておきます。景浦さん、大丈夫ですよ。きっとうまくいきますから」

私たちの大学の脳外科の手術成績が全国でもトップクラスであることを知っていたので単なる気休めではなく、本心から大丈夫だと思って景浦さんにそう話をしたのである。

それから二十日後に手術が行われ無事に終了した。術後に後遺症は全く見られなかった。

私は口にこそ出さなかったが、手術で神経損傷が生じなければいいがと心配していたのである。S助教授の話によると、動脈瘤はいつ破裂しても不思議はないほどの状態にあったとのことだった。

景浦貞嘉さんは退院する前日、私の部屋に訪ねてきた。

「もうこれで何の心配もなく新しい事業を立ち上げることができます。

それにしても、私はついていたと思います。もし、あの追突事故に遭わなかったとしたら、脳動脈瘤は発見されなかったわけですから、いつかその動脈瘤が破裂して、クモ膜下出血で死んだかもしれません。まだ、むち打ち症の後遺症が完全に治ってはいませんが、そんなのは我慢しなくてはならないでしょうね。災いを転じて福となすというのはまさにこのようなことをいうのだと思います」

生命の危機から解放された貞嘉さんの若い体から噴出している熱気で、梅雨寒でひんやりとしていた部屋の空気が温まってきたように感じられた。

「たしかに景浦さんはついていましたね。でも、その〝つき〟を自分のものにしたのは景浦さんの決断でした。あのとき、手術をする決断をしないで先延ばしにしていたら、せっかくの〝つき〟を取り逃がすことになったかもしれませんからね」

貞嘉さんが帰ったあと、すぐに机に向かって仕事をする気になれずに、飲み残しのコーヒーを口に運びながら、さて、貞嘉さんのあの〝つき〟はどこら辺から湧き出してきたのだろうかと、ソファーに体をうずめて思いを馳せてみた。

それは、私が貞嘉さんの〝頭がぼうっとしている〟という訴えに、ひょっとしたら脳動脈瘤ではないかと考えたことからスタートしたことは確かだった。ほとんどの未破裂の脳動脈瘤は無症状なので脳ドックなどで偶然発見されるものであることは日々の臨床を通して十分承知していたのに、なぜ突然、脳動脈瘤ではないかなどと突拍子もないことを思いついたのだろうか。それは、たまたま脳外科のＳ助教授から脳動脈瘤の講義を聴いてまだそんなに日が経っていなかったからなのだろう。そのＳ助教授の講義を聴くチャンスを作ったのは国家試験を終えて医者になってまだ日の浅い研修医だった。その研修医が冠動脈バイパス手術後の患者さんに見られた動眼神経麻痺の症状に気づいて、眼科と脳外科に診察を依頼したことから、内頸動脈瘤が発見され、その患者さんは無事に手術を受けることができたのである。この貴重な経験をもとに脳動脈瘤について勉強することを目的にＳ助教授に講義を依頼したのである。

そうなると景浦さんの〝つき〟のルーツはこの研修医が動眼神経麻痺の症状を見抜いたことにあったと言えるかもしれない。もし、この研修医の快挙がなかったなら景浦さんの〝つき〟は大きく変わっていたかもしれないのである。〝つき〟の連鎖が最後の最後で断ち切られることもある。だが、景浦さんは〝つき〟の締めくくりを自らの決断で見事に仕上げたのである。

こうして景浦さんの〝つき〟のルーツを辿って、人間万事〝塞翁が馬〟なのだと思えてきた。

ケース6

一枚のカーテンが

「私の前の患者さんが先生に話しておられたことですけど、私の母も同じようなことを言っているんで心配になってきました。一度、先生に診ていただきたいのですが……」

今のようにプライバシーがそんなにやかましくなかったころの病院の診察室では、患者さんからよくこんなことを言われたものである。そのころは、診察室の前にはカーテンだけで仕切られた〝中待ち〟という狭いスペースがあって、三、四人の患者さんが待機していた。そこでは診察室のなかの話し声はまる聞こえだった。当然、中待ちにいる患者さんたちの話し声も診察室の私たちに聞こえてくる。患者さんたちは待っていることに飽きると話し始める。初めのうちのひそひそ話から次第に盛り上がって、ついには看護師から、

「静かにしてください！」

と注意されることになる。

「飯室敏江さん、どうぞお入りください」

診察室の中から看護師に呼ばれて、飯室さんはそれまで話をしていた人たちに、「お先に」と小声で挨拶をして診察室に入ってきた。

飯室さんは七十二歳で高血圧のためにもう十年近く私の外来に通院していた。血圧はやや高めながらまあまあのところにコントロールされていたが、二年前に胆石を疑われて腹部のレントゲン写真を撮った

ところ、胆石はみつからなかった。だが、腹部大動脈の一部に石灰沈着が見られ、そこが瘤状に膨らんでおり、放射線科の診断は腹部大動脈瘤であった。

そこで確認のために腹部の超音波検査を行ったところ、腹部大動脈の一部が瘤状に拡張していて、直径が四・五センチと正常の上限値と考えられている三センチを超していた。このことから大動脈瘤であることが確実になった。腹部大動脈瘤の直径が六センチを超すと破裂するリスクが大きいとされているが、これはあくまでも一つの目安であって、これ以下の場合でも破裂することはいくらもある。飯室さんには何度もこのことを話して手術を勧めてきたのだがどうしても首を縦に振らなかった。

「今日の血圧は上が一四〇、下が八〇なので心配いりませんね。なにか変わったことはありませんか。お腹が痛いとか、腰が痛いとか」

腹部大動脈瘤の場合、症状がないことがほとんどだが、まれに腹痛や腰痛を訴えることがあるので、いつも訊くことにしていた。

「いえ、なんともありません。急にお腹や腰が痛くなったら動脈瘤が破れたことなんで、それで一巻の終わりということになるんですよね」

飯室さんにはこれまでに何度も動脈瘤が破裂したらほとんどの場合、助からないことを話してきたので、いつもこんなことを言うのであった。

「だから、そんなことにならないように早く手術をしたほうがいいと、嫌われるのを承知でお話ししているんですよ」

「先生のお話はよくわかっています。私も何度も先生にお話ししているように、手術中に亡くなった主人のことを考えると、どうにも決心がつかないんです。もうしばらく考えさせてください」

このようなやりとりは毎度のことではあったが、いつも本気でそう思って言っていたのである。それでも、いつか、それもそれほど遠くないうちに、飯室さんが、それじゃあお願いします、という日が来るのではないかと思っていた。

飯室さんの夫は五年前、六十八歳のときに大腸がんの手術中に急性心筋梗塞が発生して亡くなった。高齢者の場合、胸部や腹部などの大きな手術中やその前後にまれながら心筋梗塞が発症することがある。

だが、これまでに外科に手術を依頼した患者さんで手術中に心筋梗塞で死亡した人は一人もいなかった。

飯室さんは夫の大腸がんについてはそれなりに理解し、ある程度の覚悟はできていたとは思うが、まさか手術中に急性心筋梗塞が発症して、それで死亡するとは考えてもいなかったであろう。また、担当医からもそのようなリスクがあることなど聞いていなかったようだ。手術前に患者さんや家族の人たちに手術のリスクを説明するときには、めったに起きることのない可能性についてまでは言及しないほうがむしろ普通であり、飯室さんの場合も例外ではなかったと思う。

飯室さんの夫の不幸な死を身近に見てからは、手術中やその前後に起こり得る合併症として、とくに高齢者の場合、心筋梗塞や脳卒中も考慮しなくてはならないと思っている。

飯室さんの夫は血圧も正常、血糖値も正常、血清脂質も正常であり、喫煙歴はなく、六十八歳という高齢であることを除けば、高度な動脈硬化の存在を予想する根拠はなかった。もちろん、狭心症を疑わせるような胸痛の既往はなく、隔日に一万歩、月に二回のゴルフをこなしていた。

「主人が心筋梗塞で死ぬなどとは考えてもいませんでした。心臓に自信があった主人ですら手術というストレスで心筋梗塞になったことを考えますと、手術が恐ろしくなってくるんです」

飯室さんが手術を嫌う理由はこのことだけではなく他にもあった。それは飯室さんの父親が肺がんの手術後に、そして、母親が子宮がんの手術後に亡くなったからである。そのことを考えると飯室さんが手術を嫌がるのも理解できた。だが、このままでいれば、何年かのうちに動脈瘤が破裂して、かなりの高い確率でいのちを落とすことになるのは確実であった。それを知っていて飯室さんを説得できないでいることが残念でならなかった。

飯室さんには半年ごとに超音波検査を受けてもらい、腹部大動脈径を計測していた。二年前に動脈瘤が発見されたときの動脈径が四・五センチであり半年前には五・五センチまでに増大した。でも一ヶ月前の検査では五・五センチのままだった。六センチを超すと破裂するリスクが急増するとされていたが、たとえ五・五センチでも○・五センチくらいは計測誤差の範囲内と思われたので、私ははらはらしながら月に一度の外来診察をしていた。飯室さんは血管外科の診察も定期的に受けていて、担当医からは私より厳しい口調で、いつなんどき破裂してもおかしくない、と言われているようだった。

その日、飯室さんのすぐあとに西浦祥子さんが診察室に入ってきた。西浦さんは七十七歳で高血圧と狭心症で浅草から私の外来に通院していた。浅草から三鷹にある杏林大学病院まで来るには、地下鉄、JR、そして、バスと乗り継いで少なくとも一時間はかかる。西浦さんは外来に来るたびに、おやつにといって浅草名物の人形焼や雷おこしを差し入れてくれた。

「私の前の飯室さんという方、お腹の動脈に瘤ができているということですが、その瘤というのは誰にでもできるもんですか」

西浦さんは椅子に座るとすぐに訊ねてきた。

「誰にでもできる可能性はありますが、とくに動脈硬化が強い人に起きやすいですね。また、女性よりは男性のほうが三倍以上もこの病気になりやすいんです」

男性のスクリーニング検査で腹部大動脈径が三センチ以上の大動脈瘤の発生頻度は二十人に一人、一方、女性の場合、年齢を六十五歳以上に限っても六十人に一人という報告がある。私は狭心症や心筋梗塞の既往のある高齢の男性には腹部大動脈瘤の発症リスクが高いので定期的に腹部超音波検査をすることにしていた。

「飯室さんの話を聞いていて、私は大丈夫だろうかって心配になってきました。この瘤があるとどんな症状があるんですか」

「動脈瘤の大きさにもよるんですが、よほど大きくなっても、これといった症状がないことが多いんです。でも、なかにはお腹が張るとか、便秘になるとか、腰が痛いなどの症状があることもあるんです。また、自分のお腹に手を当てたとき、どきん、どきんと拍動していることに気づいて病院へきて動脈瘤が発見された人もいました」

私の話を聞いて西浦さんが腹に手を当てて心配そうな顔をしたので、診察用のベッドに仰向けに寝てもらい腹部を診察した。西浦さんは肥満気味ではあったが腹部の触診を困難にするほどではなく、大動脈の拍動も触れず、また、腹部の聴診でも大動脈瘤の際にしばしば聴かれる異常な雑音も認められなかった。もちろん、これだけでは大動脈瘤の存在を否定することはできないが、それでも安心材料の一つではあった。

「心配ないとは思いますが、いい機会なので一度、お腹の超音波検査をしてみましょうか」

「ぜひ、お願いします」

西浦さんはそう言ってから、首をひねるようにして言葉をつなげた。

「さきほど先生は、お腹がどきん、どきんとすると言って診察を受けにきた人が動脈瘤だったとおっしゃいましたね。

実はうちの主人は仰向けに寝るとみぞおちあたりで動悸がするというんです。私はそんなの気のせいでしょ、といって取り合わないできたんですけど、ひょっとすると、その人と同じ動脈瘤かもしれませんねえ。一度、診ていただいたほうがいいんじゃないかと思うんですがお願いできますでしょうか」

「もちろんです。いつでもお連れください」

それから二週間後に西浦祥子さんが夫の福次さんを伴って外来にきた。福次さんは祥子さんより二つ年下の七十五歳でまだ現役の大工の棟梁《とうりょう》として二人の息子と一緒に工務店を経営していた。身長が一六〇センチほどの小柄な福次さんは、白髪を短く刈り込み、きりっとしまった体軀に真っ白なワイシャツに渋いネクタイを締め、グレイの上下の背広をびしっときめていた。浅草の大工の棟梁といえば、ばりばりの江戸っ子に違いないので、いなせな着物姿で現れるのではないかと勝手に想像していただけに、クラシックな背広を見事に着こなした老紳士を目の当たりにして一瞬、びっくりしてしまった。

「西浦です。いつも家内がお世話になっており申しわけございやせん。こんたびは、あっしまでご面倒をおかけして、本当に申しわけありやせん」

西浦さんの言葉の端はしには懐かしい東京の下町の響きがあった。だが、正直いって、西浦さんの下町言葉の響きと端正な背広姿とは、どうみてもミスマッチの感を否めなかった。ずっとあとになって西浦さん本人から聞いた話なのだが、その日は普段着に近い格好で病院へ来るはずだったのを、夫人に無理やり新調の背広を着せられたのだそうだ。そのあとで私の外来に通うようになってからは、ラフなジャンパーを羽織ってくるようになり、そのほうがずっと似合っていた。

西浦福次さんは高血圧と脂質異常症で近くの診療所から薬を処方さ

れていて、通院手帳に記されていた血圧やコレステロールや中性脂肪などの検査値はまずまずのところにコントロールされていた。心電図には左室肥大の所見が見られたが、運動負荷後の心電図に心筋虚血が誘発されている所見はないとあった。胸部を聴診すると大動脈弁に軽度ながら狭窄と閉鎖不全の存在を示す心雑音が聴取された。診察用のベッドに仰向けに寝てもらって腹部を触診すると、みぞおちから臍部《さいぶ》にかけて明らかな大動脈の拍動が触れた。腹部大動脈に触れれば大きな拍動として感じられるのは当たり前で、痩せて腹部が凹《へこ》んでいる人ではしばしばこの大動脈の拍動は触知される。医学生がこの腹部大動脈をしばしば腫瘍と間違えることから、診断学の教科書には〝学生の腫瘍〟と名前がつけられている。西浦さんの場合の腹部大動脈は〝学生の腫瘍〟などではなく、明らかに異常に大きく、しかも、聴診で病的な雑音が聴かれていることから、腹部大動脈瘤の疑いが十分にあった。

「動悸がすることがあるとのことですが、どこらへんにそう感じるのですか」

「みぞおちあたりです。それも始終というわけじゃありやせんで、仰向けにこうして寝ているときでして。でも、まあ、そんなことはてえしたことはないと自分ではそう思っておりやすが、家内がどうにもうるさく言うもんですから」

「胸が痛んだり息苦しくなることはありませんか」

大動脈弁狭窄兼閉鎖不全があると、とくに高齢者では狭心症や心不全が起こる可能性があるので、それらにもとづく胸痛や呼吸困難について訊ねたのである。

「いや、そんなことはありやせん。ところで、あっしの腹の動脈に瘤ができているかもしれねえってえのは本当ですか」

「まだはっきりとそうだとはいえませんが、その可能性があると思いますので、超音波で調べてみましょう」

「よろしくおねげえしやす」

西浦さんには動じる様子がまったく見られなかったが、そばにいた祥子夫人はやはりそうなのかとがっくり肩を落として不安げな目を私に向けた。

その日の午後に西浦さん夫妻が腹部の超音波検査ができるように前

もって手配しておいた。そして、夕方には、祥子夫人の大動脈径は二・八センチとほぼ正常範囲内であること、そして、福次さんの大動脈径が七センチにも拡大しているという報告が手元に届いた。ここまで大きくなった腹部大動脈瘤ならいつ破裂するかわからないので、早急に手術を検討する必要があるとのコメントが付記されていた。そこで、すぐに西浦さんの自宅に電話をした。電話口に出てきた西浦祥子さんに超音波検査の結果を伝え、祥子夫人はまったく問題ないが、福次さんはできるだけ早く手術を受ける必要があることを話した。

「超音波の検査をしてくれた先生からも主人の動脈瘤が大きくなっていることをお聞きしたものですから、明日にでも先生のところへお話を伺いに参ろうと思っておりました。主人はもうすっかり覚悟を決めたようでして、息子たちに万一のことがあったらと遺言のようなことを話していました。先生、大丈夫でしょうか。手術で死ぬようなことはないでしょうか」

西浦さんの切羽詰まった声が伝わってきた。その当時の手術死亡率はおおよそ五パーセントであったが、西浦福次さんの場合、大動脈弁狭窄兼閉鎖不全があったので、リスクはそれよりは高いと思われた。だが、電話でそんなことを話しても不安をつのらせるだけなので、百人手術を受けて九十五人は大丈夫だと話した。

「ああ、そうなんですか。それなら大丈夫ですね。安心しました。それで病院へはいつ伺えばよろしいでしょうか」

西浦さんの声が少し明るくなった。西浦さんに電話をする前に、二日後が外来診察日になっていた血管外科の教授に診察依頼をしておいたのでその旨を西浦さんに伝えた。

西浦福次さんはそれから二週間後に手術を受けることになった。心配された大動脈弁狭窄兼閉鎖不全の程度は手術に大きな影響を与えるほどではなく、また、冠動脈造影でも中等度の冠動脈狭窄が二箇所に検出されたが、これも手術には支障がないと判明した。

手術の前々日の午後、病室へ西浦福次さんに会いに行くと、祥子夫人がこまごまと福次さんの身の回りの世話をしていた。

「今のあっしは大きなひびが入った茶碗みてえなもんなんで、いつ割れるかわからんからじっとして動かんようにしろと、こいつがうるさく言うんで閉口しておりやす」

「そんなにうるさく言ってなんかいませんよ。でも、主人はじっとしていられない性分《しょうぶん》なもんですから、黙っていると病院の中をあちこち出歩いてしまうんです。どこかでころんでお腹の瘤が破裂でもしたらと、心配になりましてねえ……」

「そんな心配も今日と明日だけですね。大丈夫ですよ。万事うまくいきますから安心していてください」

「あっしは、もう、思い残すことはなにもありやせん。あとのことはすべてこいつにまかせてありやすんで。仕事のことは二人のせがれがなんとかしてくれやしょうから、あっしがいなくなっても大丈夫でしょう」

「先生、主人はもう死ぬ気でいるんですから……」

祥子夫人はまさかとは思いながらも、万が一そんなことにでもなったらという不安が頭をかすめるのか一瞬顔を曇らせた。だが、西浦福次さんはただの強がりで言っているのではなさそうであった。

「あっしは、これまでに何度も間一髪のところで死なずにすんできやした。戦地ではあっしの両側にいた戦友が銃弾で脳天を打ちぬかれて死にやしたし、シベリアに抑留されている間に多くの戦友が病気や怪我で死にやした。これまで生きてこられたことが不思議なくれえです。でも、つきがそういつまでも続くわけがありやせん。そろそろ年貢のおさめどきだと覚悟をきめておりやす」

西浦福次さんがしんみりとした口調で言うと、

「いやですねえ、そんな芝居がかったことばかり言って。死ななかったらどうするんですか、格好が悪いでしょ」

祥子夫人がすかさずまぜっかえした。

「西浦さん、うちの外科のスタッフは超一流です。西浦さんのつきはまだまだ続きますよ。まかせてください。手術は必ず成功します」

私は腹部大動脈瘤の手術死亡率がわずか五パーセントほどにすぎないことを繰り返し説明した。その五パーセントに自分が入るかもしれないという不安が西浦さんから消えないことも承知していたが、それでも言葉をいろいろ変えて話した。それは、もし、私が西浦さんの立場にあったら何度でも、大丈夫、心配ないと医者から言ってもらいたいと思ったからである。

それから二日後に動脈瘤のところを人工血管で置換する手術が行わ

れ、無事に終了した。術後の経過も順調であった。手術担当医から聞いた話によると、西浦さんの動脈瘤はきわめて脆《もろ》くなっていて、いつ破裂してもおかしくない状態で、あのまま放置していた場合には、半年以内に破裂したに違いないとのことだった。

それにしても西浦福次さんは運がよかった。たまたま、祥子夫人が診察室の前の中待ちで私が飯室さんに腹部大動脈瘤の話をしているのを耳にしたことから、福次さんが検査を受けることになり、そして動脈瘤が発見され、大事に至る前に手術を受けることができたのである。あとで祥子夫人の話を聞いて驚いたのだが、その日、夫人は友人と新宿のホテルで昼食をとる約束をしていたので、いつもより早く私の外来に来たとのことだった。飯室さんはいつも診察開始から十人以内に入っていたので、もし祥子夫人がいつものようにもっとあとに外来に来ていたとしたら、中待ちで私と飯室さんの動脈瘤の話を聞くことができなかったことになる。しかも、たまたま中待ちの三人のなかの一人に祥子夫人が呼ばれて入っていたのだから、ただただ幸運としかいいようがない。

しかも私の声はよく通るので、小さな声で話をしているつもりでも中待ちの患者さんたちには筒抜けだったのであろう。

「あっしはいつ割れてもおかしくねえひびの入った茶碗だったんすね。おかげさんでいのち拾いをいたしやんした。ありがたく御礼もうしあげやす」

「そのひびの入った茶碗を新品なものに換えた功労者はなんといって

も奥さんですよ」

「そうでやんすねえ。今度のことでますますこいつがうるさくなるでやんしょうねえ」

「まあ、それはしかたがないでしょう。なにしろ奥さんはいのちの恩人なんですからね」

「へい、へい、わかりやんした」

西浦夫妻が帰ったあと、ほっとした気分になった。

それから数ヶ月が過ぎた。西浦夫妻が診察を終えて出ていったすぐ後に飯室さんが入ってきた。

「私の前に来ていらっしゃったご夫婦と先生とのお話が耳に入ったのですが、ご主人は腹部大動脈瘤の手術を受けられたそうですね。もう、すっかりよろしいんでしょうか」

「ええ、もうなにも心配することはありません。今は私のところへ高血圧の治療で来ておられるのです」

今度は飯室さんが中待ちで西浦夫妻と私との話を聞いたのである。まさに奇遇であった。

「飯室さん、実は前の患者さんが手術を受けるきっかけは飯室さんだったんですよ」

私は西浦福次さんが手術を受けるまでの経緯を飯室さんに話した。

「そんなことって、本当にあるんですねえ。ぜんぜん知りませんでした。そして、今度は私が偶然、診察室の外でその方と先生のお話を聞くことになったわけですものね。これってただの偶然のようには思えません。私に手術を受けるようにという神様のお告げかもしれませんね」

「さあ、それはどうかわかりませんが、これを機会に手術について真剣に考えてみてはどうですか。半年前の超音波検査では腹部大動脈の太さは五・五センチでしたが、今どのくらいなのかとりあえず調べておきましょうか」

「よろしくお願いします。外科の先生からは五・五センチでも破裂する危険は高いと言われているので気にはしていたんですが、これといった症状もありませんし、手術のことを考えますと怖さが先立ちまして、つい逃げにまわってきました。でも、前の方が今にも破れそうになっていた動脈瘤でもまったく症状がなかったとおっしゃっていたのを聞いて、恐ろしくなりました。それに手術で亡くなるのが百人中五人くらいとお聞きしましたので、そんなに恐ろしいことではないようにも思えてきまして……」

飯室さんは手術をする決心がつきかけているようにみえた。超音波検査は緊急を要しない通常の予約では四週間後になるとのことだったので、この際、緊急を要するとして翌日の検査に飯室さんを組みこんでもらうことにした。私は飯室さんと西浦さんとのこうした出会いを単なる偶然だと思う半面で、そこになにか不可思議な引力のようなものが作用しているのではないかとも感じた。もし、そうでなかったら、縁のなかった飯室さんと西浦さんの二人をこんなふうに結びつける偶然が二度もかさなって起きるはずがないと思えたのである。

飯室さんの超音波検査で腹部大動脈径は六センチと判定された。半年間で〇・五センチ拡大したことになり、破裂するリスクが増強したサインと考えられた。この検査結果を見ての外科医の意見はすぐにでも手術を受けるべきとのことだった。飯室さんは迷わず手術を受ける決心をした。

飯室さんが西浦さんと私との話を中待ちで聞いたあの運命の日から、ちょうど二週間後に手術を受けた。そして破裂しやすい状態になっていた動脈瘤を取り除き、そこに人工血管を置換して無事手術が終了した。術後の経過も順調で十日間の入院で退院となった。

「お腹に時限爆弾を抱え込んでいたあの恐怖から解放されたかと思うとまるで夢のようです。どうしてもっと早く手術を受けなかったかと悔やまれます。それにしても、あのとき診察室の外で先生と西浦さんのお話を聞くことができなかったら、多分、まだ手術を受ける決心がつかないままでいたと思います。手術をしてくださった先生から、あのままだったら一年以内に必ず破裂しただろうと伺いました。一寸先は闇だとよくいわれますが、その闇のなかに一条の光がさすこともあるのだと思います」

こう話す飯室さんの顔に本当に光がさしているように感じられた。

それから三ヶ月ほどたったある日のこと、なんと西浦さん夫妻と飯室さんが一緒に私の部屋に訪ねてきた。飯室さんと西浦さんとは月に一度の外来診察日が同じだったので、以前も待合室で一緒のことがあって、顔を合わせれば軽く挨拶はしていたが、親しく言葉を交わす仲ではなかったし、名前も知らなかった。だが、今はもうすっかり仲のいい友達になっているようだった。

「西浦さんは私のいのちの恩人と思って感謝しております。西浦さんと先生のお話を聞いたからこそ手術をする決心がついたのですから」

「とんでもありません。飯室さんこそ主人のいのちの恩人なんです。飯室さんと先生のお話を聞いたことがきっかけで主人の動脈瘤が見つかって手術が受けられたのですから、本当に感謝しております」

西浦さん夫妻と飯室さんとの出会いの話はそれからエンドレスに展開された。

今は患者さんのプライバシーを守ることから中待ちのスペースはなくなった。診察室と待合室との間にはしっかりとした壁があるので診察室のなかの声が待合室にまで漏れることはまずない。しかも、患者さんは名前ではなく整理券の番号で呼ばれて診察室に入るので、患者さん同士で名前を知り合うチャンスはそう多くはない。もし、あのときの状況が今のようだったら、西浦さんと飯室さんとの接点はなかった。

中待ちのスペースを設けていたかつての診療システムでプライバシーが守れなかったことによる弊害が多々あったことも確かだが、西浦さんや飯室さんのように診察室と中待ちの間の一枚のカーテンがいのちの分水嶺であったことも事実なのである。

ケース7

瀬戸際の決断

十月に入って何日も経つのに昼間はじっとしていても汗ばむほどの暑さが続いている。もうこの時期は病院内に冷房が入っていないので、外来の待合室の気温はかなり上がっていて、扇子を使っている患者さんがところどころに見うけられた。それでも、多くの患者さんが衣替えをしているせいか、病院内の色合いにいくらか秋の気配が入り込んでいるように感じられた。

その日の外来に紹介患者さんが何人か来ることになっていた。紹介患者さんは母校出身の医師や近隣の医師からの場合が多いが、ときには親しい患者さんからのこともある。

患者というより友人に近い間柄になっていた吉田久次さんから診察の依頼を受けた阿久津某《なにがし》という人が外来に来ることになっていた。吉田さんはさまざまな医療機器の精密部品を製造している会社を経営しており、いくつもの会社の役員にもなっていて、人付き合いもよく、吉田さんから診察の依頼を受けた患者さんはゆうに三十人を超していた。

私が診察室に入っていくと、三人の医局員が、おはようございます、と元気な声で言い、いつでも診療を開始できるという動きを示した。机の上に積まれたカルテの山からは、いつもと同じか、それより少し多いくらいの患者数だと思われた。

「じゃあ始めようか」

診察机の脇に座っている外来医長のSに声をかけた。Sは私が口にする診察所見をカルテに記入しながら、他の二人の医者にこまかな指示を出す立場にある。

「それでは患者さんをお呼びします。○○さん、一番の診察室にお入りください」

机の上にあるマイクに向かってSが歯切れのいい声を発した。こうしていつものように診察が始まった。

私の外来では、ほとんどが再診の患者さんなので、一人ひとりの診察にはそれほど時間はかからない。それに、私が口にする診察所見や患者さんの話の概略はSがカルテに記載してくれるし、他の二人の医局員が血圧を測定したり、診察終了後に待合室で検査や薬についての説明をしてくれるので、私はその分だけ診察に多く時間をかけられるし、患者さんと話ができた。今は大学病院といえども、医師不足のために、教授の診察に陪席する医者をおくだけの余裕がないところが多いらしいが、当時はまだ何人かの陪席医をおくことが普通に行われていた。

三鷹市医師会のK医師からの紹介状を持ってきた七十三歳の女性は、ときどき胸のあちこちに針でつつかれるような痛みがあり、処方されているニトログリセリンを口に含んでもいっこうに治らないばかりか、頭が割れるほど痛くなるという。ニトログリセリンは脳の血管も広げるので、拍動性の激しい頭痛を引き起こすことがあると説明したが完全には納得したようではなかった。胸の痛み以外にも、動悸や息切れ、めまい、疲労感、食欲低下、不眠など多くの愁訴があり、これらの症状が一つの病気に起因しているとはとうてい考えられなかった。

しかも、これほど多くの愁訴があるにもかかわらず、診察所見にこれといった異常はなく、全体の印象から重篤な疾患があるとは思えなかった。次の診察時に、血液、尿、胸部レントゲン写真、心電図などの検査結果を見て、総合的に診断することにした。だが、私のこれまでの経験から、もともとの神経質な性格の上に、精神的、心理的なストレスが加わり、この年齢ならごく普通にみられる些細《ささい》な体調の変化が病的な症状として感知されているのではないかと思われた。

しかし、このような多彩な愁訴のある患者さんを単なる自律神経失調症として安易に考えていると、それらの愁訴のなかに生命の危機を示唆《しさ》するサインが隠蔽《いんぺい》されているのを見落としてしまうことにもなりかねない。そこで、その患者さんが診察室を出て行ったあとすぐに、以前私が経験したことを手短に陪席している医師に話をした。

「その患者さんは日ごろから腰痛を訴えていて、整形外科で変形性腰椎症と診断され、鎮痛薬が処方されて理学療法も受けていたんだ。だが、その日の腰痛の訴えがいつもと少し違うように感じられたので、ひょっとしたらどこかに、たとえば、前立腺か肝臓などに隠れたがんがあって、そこから転移したがんが腰痛の原因になっているのではないかと疑ったんだ。そのことを記した診察依頼書を添えて整形外科を受診させたところ、レントゲン写真で腰椎に異常陰影が検出されてね、最終的に泌尿器科で前立腺がんと診断されたんだ。まあ、こんなことはそうめったにあるものではないが、患者さんがいつも訴えている症状をいつものように考えてばかりではいけないということを私たち臨床医に警告しているケースだったな」

若い医者が陪席につく本来の目的は臨床経験を積んだ先輩医師の手伝いをしながら、知識や技術を学ぶことなので、私は診療の合間にできるだけこのような経験談を話すことにしていた。

診療はスムースに進み、再来患者の受診受付の締め切りとなる十一時が過ぎ、カルテの山も大分低くなった。武蔵野市医師会のK医師と調布市医師会のM医師から紹介された患者さんは二人とも不整脈の精密検査が必要な患者さんだったので、一般的な検査に加えて、二十四時間連続して心電図が記録できるホルター心電計を装着することにした。

そして、一番最後の患者さんになった。

「次の患者さんは教授の外来に来られている吉田さんの紹介の阿久津信行さんですが、まだ病院へ来られていないようなんです。奥さんは九時前に受付をすませて、患者さんを待っているのですが、どういたしましょうか」

Sはもう少し患者さんが現れるのを待つのか、それとも次回の診察日に来てもらうことにするのかを訊いているようであった。朝早く病院に来て受付をすませ、夫が来るのを三時間以上も待っている夫人をそのまま帰すわけにもいかず、とりあえず夫人から話を聞くことにした。

「患者の奥さんから話を聞くだけだからS君のほかは引き揚げていい。S君、奥さんを中にお入れして」

Sに案内されて小柄な阿久津夫人が診察室に入ってきた。混雑した外来の待合室で三時間以上も夫が来るのを待っていた夫人は疲れきった顔をしていた。

「さあ、どうぞ、お座りください。吉田さんからのご紹介の阿久津さんですね」

「はい、阿久津信行の家内でございます。このたびはご多忙な先生にお時間を割いて診ていただけることになりましたのに、主人が急に来られなくなり申しわけございません」

阿久津夫人は体を丸めるようにして何度も頭を下げた。首すじに薄《うっす》らと汗が滲《にじ》み出ているのが見えた。

「いえ、そんなことはいいんですが、ご主人、お体の具合が悪くて病院へ来られなかったというわけではないのでしょうね」

「そうではなくて、仕事の関係でどうしても抜けられなくなったようなんです。本当に申しわけございません」

「それなら、まずはひと安心ですね。せっかく奥様にお出でいただきましたので、ご主人の病状についてお伺いしましょうか」

「恐れ入ります。それではお話をさせていただきます」

阿久津夫人はハンドバッグの中から小さな手帳を取り出し、何枚かページをめくってから話し始めた。

「主人は三年前から狭心症で近くのクリニックからお薬を頂戴しております。狭心症の発作が起きたときのニトログリセリンも出していただいております。これまで月に一度か二度くらいの割合で胸が締め付けられるような感じがして、ニトログリセリンを口に入れるとすぐに治っていたようです。それが一週間ほど前からは一日に二、三度はニトログリセリンを使うようになったと申しております。そのことを吉田さんにお話ししましたところ、ぜひ、先生に診ていただいたほうがいいということになり、このたび、ご無理をお願いした次第でございます。それですのに、主人が来られなくなり本当に申し訳なく存じます」

阿久津夫人はそう言ってまた体を丸めて頭を下げた。夫人の話から阿久津さんは狭心症の安定期から不安定期に移行しつつあるのではないかと考えられた。もしそうだとすれば、このままでは急性心筋梗塞に進展することもあり、できるだけ早く治療を開始する必要があった。だが、夫人の話だけでは不安定狭心症であるとは断定はできないので、診察して詳しい話を直接聞くことが何よりも大切であることを夫人に伝えた。

病歴やこれまでの検査所見について夫人に訊ねると、阿久津さんは二十年ほど前の三十五歳のときに高血圧を指摘され、半年近く降圧薬を服用していたが、そのあとは三年前に初めて狭心症の発作があったときまで、まったく高血圧の治療を受けていなかった。その間の血圧は正常の上限か、やや高い程度であったらしいが、それでも毎年の健康診断では治療を受けるようにといつも勧告されていたとのことだった。

吉田さんから阿久津信行さんの診察依頼の電話を受けたとき、こんな話を聞いた。

「阿久津さんはK製薬会社の新薬開発部の課長さんなんですが、今、大きなプロジェクトのチーフとして奮闘しているらしいんです。ところが阿久津さんのすぐ下に東大出のバリバリの薬学博士がいて、阿久津さんと張り合っていて、それが大きなストレスになっているようなんです。阿久津さんは深夜に帰宅して早朝出社するといった生活がこのところずうっと続いていていて、このままでは倒れてしまうのではないかと奥さんが心配して私のところへ電話をかけてきたんです。それに、このところ狭心症の発作が日に何度も起きているようなんです」

吉田さんの話から阿久津信行さんがかなりのストレスの下で激務に励んでいることが推測された。軽症とはいえ二十年間にも及ぶほとんど無治療の高血圧、高度なストレス下での激務、それに頻回の狭心症発作などを考えると、阿久津さんがかなり危険な状況にあることは確かであった。

「主人と連絡をとってできるだけ早く先生のご診察を受けるようにしたいと思います。先生の次の診察日はいつでございましょうか」

「次の診察日は三日後ですが、それまでに病状が急変するかもしれません。今、すぐにでも来ていただくほうがいいのですが、私のところまでは来れないということでしたら、会社の近くの病院で結構ですからすぐに診察を受けてほしいのです」

「主人はそんなに危険な状態なのでしょうか」

阿久津夫人は一瞬顔をこわばらせ、体を少し乗り出した。

「ご主人を診察していませんので、はっきりしたことはわかりませんが、奥様や吉田さんからのお話から、急性心筋梗塞へ移行しやすい不安定狭心症ではないかと考えられます。もちろん、そうではないかもしれません。でも、その可能性は決して低くはないと思われますので、すぐにご主人と連絡をとってください。午後は病棟の回診ですが、いつ来られてもすぐに対応できるようにしておきます」

「ありがとうございます。それではさっそく主人に連絡してみます。よろしくお願いいたします」

　夫人が診察室から出ていったあと、阿久津さんが来た場合に病室が確保できるかどうかをSに確かめさせたところ、その時点ではＩＣＵ（集中治療室）に二床の空きがあるとのことだった。阿久津さんに不安定狭心症が疑われれば、すぐに冠動脈造影が施行され、病変に応じて血栓溶解療法、経皮的冠動脈形成術、バイパス手術などが治療の選択肢として考慮されることになり、当然、入院が必要になる。一般病棟には空床がいくつかあるとの報告は手にしていたが、阿久津さんが入院となった場合にはＩＣＵのほうがいい。だが阿久津さんが来て入院となった時点でＩＣＵに空床がなくなっていることもあり得るので、とりあえず一般病棟の一床を確保しておくことにした。

　午後一時半からスタートした病棟回診が終わって部屋に戻ってきた

のは五時少し前だった。回診中、阿久津さんのことが気になっていたが、阿久津さんが外来に来たという報告はなかった。

その日の夜は、新宿のホテルで大学の先輩の喜寿を祝う会に出席することになっていた。どうしても出席しなくてはならないことはなかったが、長年にわたってお世話になった先輩のお祝いの会なので出席したいと思っていた。だが、これから阿久津さんが来るとなると、診察してすぐに治療を始めても、ある程度の見通しがつくまでには、少なくとも三時間くらいはかかる。そうなれば、到底、喜寿の会には間に合いそうにもなかった。もし、阿久津さんが近くの病院へ行っているとすれば、夫人から連絡があるはずだが、それがないところをみると、阿久津さんと連絡がまだとれていないのではないかと思われた。

七時まで待っても阿久津さんから連絡がなかったら、喜寿の会に駆けつけようと思っていた。大学から新宿までは高井戸から首都高速に乗れば車で四十分もあれば着くので、ぎりぎりのところで会には間に合うと目算した。六時半になっても阿久津さんからの連絡がなかったので、その後のことはSに任せることにして帰り支度をしているときに、阿久津夫人から電話が入った。

「やっと今、主人と連絡がとれました。こんな時間になってしまいましたが、これから主人を連れて伺ってもよろしいでしょうか」

阿久津夫人の切羽詰まった声が伝わってきた。夫人に阿久津さんの様子を訊くと、朝からニトログリセリンを十錠も口にしているとのことで狭心症の発作回数が急増しているのがわかった。阿久津さんはまだ品川の本社にいるとのことなので、三鷹にある杏林大学病院に来るには少なくとも一時間はかかる。

夫人からの電話を受けてすぐに、SにはICUにまだ空いているという一床を確保しておくように指示した。阿久津さんを診察してみなければ不安定狭心症かどうかは判らないが、最悪の事態を予想して受け入れ態勢を整えておくことにしたのである。

阿久津さんは八時半近くに夫人に伴われて救急外来に到着した。五十六歳の阿久津さんは身長が一七〇センチ、体重が九〇キロの肥満体であった。

「家内がオーバーに騒ぎ立てて、先生にご迷惑をおかけしてしまい申し訳ございません」

阿久津さんは疲れた顔をしていたが、その声には仕事人間特有の緻《ち》密《みつ》で硬質な響きがあった。

「阿久津さん、今日はニトログリセリンを十錠も飲んだそうですが、ニトログリセリンで胸痛はすぐに治まったのですか」

「いつもは大抵二、三分で効くのですが、今日は四、五分かかったことも、一錠では駄目で二錠のこともありました。このところニトログリセリンを飲むことが多いものですから薬に耐性ができて、効きが悪くなったのでしょうか」

「そういうこともあるかもしれませんが、それよりは狭心症の程度が強くなったためと考えるほうが妥当でしょう。今も胸は痛みますか」

「いえ、とくに痛みはありませんが、何となく胸全体が重苦しいように感じられます。でもそれは、二、三日前から風邪気味ですので、そのせいもあるかもしれません」

阿久津さんの話しぶりから病状を深刻に受け止めたくない気持ちが感じとれた。患者さんのなかには症状をオーバーに表現して医者の注意を喚起しようとする人もいるが、そのような場合、病気そのものは大したことではないことが多い。だが、症状をありのままに話すと自分が最も恐れていることになってしまうのではないかと、症状を過小に表現したり、医者の注意を本筋からそらすようなことを言ったりする人もいる。だが、臨床経験を積んだ医者ならそのようなことに気づかないことはまずない。

狭心症の発作回数が増え、持続時間が長くなり、ニトログリセリンの効きが悪くなってきていることから、不安定狭心症の可能性が高いと思われたので、診察する前に採血をして緊急の検査に回した。この検査は急性心筋梗塞か、それに近い状態になっていないかどうかを知るためのもので、結果が出るまでに少なくとも三十分はかかる。その検査結果が治療方針を決定するうえで重要な鍵になるので早急に入手したい情報であった。

血圧は一七〇／一〇〇ミリメーター・水銀柱と高く、脈拍は一一〇／分の頻脈で、ときどき脈拍に抜け（欠損）があり、不整脈が散発的に発生しているのがわかった。胸部の聴診からは心不全の徴候は認められなかった。心電図には急性心筋梗塞の所見は見られなかったが、明らかに高度な心筋虚血を示唆する変化が認められた。この心電図所見とこれまでの経過から、安定した狭心症ではなく、不安定狭心症であることはほぼ間違いないと考えられた。

そこで阿久津さんに入院治療が必要であることを話したのだが、

「いや、とんでもありません。今、入院することはできません。それに胸の痛みは今、全くありませんし、また、胸が痛くなりましたらニトログリセリンを飲めばすぐに治りますから、大丈夫です」

阿久津さんはそう言って、驚くほどの勢いで診察台から起き上がって身支度を始め、すぐにでも診察室から出て行く構えになった。

「あなた、このまま帰って夜中に発作が起きてニトログリセリンが効かなかったらどうするんですか。そのときはもう手遅れということもあるんですよ。今日はこのまま入院して、きちんと治療していただきましょう。その後のことは何とでもなるじゃありませんか。ねえ、あなた、そうしてください。お願いします」

夫人は阿久津さんに取りすがるようにして話をしたのだが、阿久津さんは首を横に振り、自分の気持ちを静めるように夫人にゆっくりと語りかけた。

「あとで何とかなるくらいなら私だってそうしたいさ。でも、今、ここで身を引くようなことにでもなったら、これまでしてきたことがすべて水の泡になってしまうんだ。そのことはお前だってわかっているだろ。どうしても明日の朝、ジュネーブへ出かけなくてはならないんだよ。会社の運命を左右する特許の取得がからんだ大事な会議なんだ。これさえ無事にすめば、あとは入院でも何でもできる。だから、今日は成田のホテルに泊まって、明日の朝、ジュネーブへ発たなくてはならないんだ」

阿久津さんが翌朝、ジュネーブへ行くことになっていたとは夫人から聞いていなかった。今にも心筋梗塞へと進展するかもしれないのに、十時間以上も飛行機に乗ってジュネーブでの会議に出席することなど自殺行為にも等しい無謀なことに思われた。

「あなたの気持ちはよく判るわよ。でも、ここで無理して死んでしまったら何にもならないじゃないですか」

「大丈夫だよ。こんなことぐらいで死にはしないよ」

阿久津さんは自分に言い聞かせるように呟いたが目は不安に満ちていた。阿久津さんの頭のなかには自分がジュネーブへ行かなかった場合に事態がどのように展開されるかという思いで一杯だったのであろう。

同伴することになっている優秀な東大出の部下が自分に代わってこの会議を仕切って手柄を独り占めすることになるのではないか、そして、そのことが決定的なダメージとなって、これまでのエリートコースからはずされるのではないかと、阿久津さんがマイナスなイメージを膨らませているのかも知れない。そんな思いがふと私の頭を過ぎったのは、この間、電話で聞いた吉田さんの話が頭に引っかかっていたからなのであろう。

「阿久津さん、血液検査の結果が届きました。やはり急性心筋梗塞になる一歩手前の段階です。今、すぐ冠動脈造影検査で病変の状況を見て、直ちに治療する必要があります。海外への出張は無理だと思います」

「先生、それは困るんです。どうしても明日、ジュネーブへ発たなくてはならないんです。私が行かなかったら会社にとっても、私にとっても大変なことになるんです。どうしても行かなくてはならないんです。先生、お願いです、薬か注射で何とか治していただきたいんです。お願いします」

阿久津さんがあまりにもこの厳しい状況からかけ離れたことを言っているので、本気でそんなことを口にしているのだろうかと阿久津さんの顔を見たが、そこには真剣な表情があり、かなりの興奮状態であった。このままにしておいてはいつ狭心症の発作が起こるか判らなかった。

った。

「とりあえず、ニトログリセリンの点滴静注をしましょう。精神安定剤の注射もしておきます。興奮すると狭心症の発作が誘発されることがありますから。話はそれからにしましょう、それでよろしいですね」

ふしょうぶしょう診察台に横になった阿久津さんの左の腕に、その日の救急外来担当の若い医局員によって手際よくニトログリセリンの点滴静注が開始され、精神安定薬の注射液も点滴のチューブから注入された。

「少し頭がぼうっとしてきたと思いますが、これは精神安定薬のせいですので心配いりません」

私の説明に阿久津さんは小さくうなずいた。そして、一分間も経たないうちに阿久津さんの顔から興奮の色が少し和らいできたのが窺《うかが》えた。精神安定薬が効いてきたようだった。阿久津さんは目を瞑《つむ》って考えているようであった。夫人が阿久津さんのそばでおろおろしながら話しかけていた。

「あなた、先生がおっしゃるように、入院して治療を受けてください。あとのことは杉浦さんが何とでもしてくれますから」

杉浦という名前を聞いて阿久津さんの表情が一瞬、強《こわ》ばったように私には感じられた。

「阿久津さん、これから冠動脈造影の検査をして、すぐに治療を開始したいと思いますが、ご承諾いただけますか」

阿久津さんは私の問いかけにはすぐに答えようとはしないで目を瞑ったままであった。つい先ほどまでのように、何がなんでもすぐに帰ると言い張るようではなかったが、私の提案に納得しているようではなかった。

「阿久津さん、ご承諾いただけますか」

「…………」

「あなた、明日、ジュネーブへ行くことなんて無理ですよ。いのちを捨てるようなものですよ。先生のご指示に従って治療を受けてください。いいですね」

「…………」

「あなた、それでいいですね」

夫人が阿久津さんの顔を覗き込むようにして言うと、

「いや、駄目だ。今、ここで投げ出してしまうなんてできるはずがない。そんなことをしたら、これまでやってきたことが全部、無駄になってしまう。これだけは何としても俺が最後までやらなくてはならないんだ。杉浦には絶対にやらせない。点滴がすんだら帰らせてもらう。先生、お願いです、そうさせてください」

阿久津さんは懇願する目を私に向けた。私を見つめる目の奥に男の執念の炎が燃え上がっているように感じられてどきっとした。阿久津さんのジュネーブでの会合に出かけなくてはならないという思いは私の想像をはるかに超えたものであることはわかるが、それによるリスクを阿久津さんはあまりにも過小評価していることも確かであった。

阿久津さんがこの期《ご》に及んでまで口にした杉浦という人物は、吉田さんから聞いていた東大出のエリートで阿久津さんがライバルと目している部下なのであろう。もし、阿久津さんがジュネーブの会議に出席できなくなった場合には、杉浦が阿久津さんの代理を務めることになるかもしれない。そうなれば、鳶《とんび》に油揚げをさらわれたと阿久津さんが地団太踏む思いになるだろうことも理解ができた。

だが、事態はもはや恨みつらみをとやかくいっている段階ではなく、いのちが助かるかどうかの瀬戸際にきているのである。その認識が阿久津さんに欠けていた。

阿久津さんをこのまま帰したら心筋梗塞を起こしていのちを落とすことにもなりかねない。その可能性はけっして少なくないと思った。

これまでに阿久津さんのように心筋梗塞の発症が切迫していた不安定狭心症の患者さんを何人も診てきた。そのうちの大部分の患者さんは緊急の治療で救命することができたが、治療が遅れたために心筋梗塞へと進展して亡くなった患者さんもいた。

私は一刻も早く冠動脈造影検査で病変の程度を確定し、適切な治療を開始しなくてはならないと阿久津さんを説得しなければと思った。

「阿久津さん、このまま帰ったらいのちを落とすことになるかもしれません。その覚悟はおありですか」

私はあえてそれまでより強い口調で話した。阿久津さんは一瞬、どきっとしたようだったが、

「もちろん、その覚悟はできています。私はこの仕事にいのちをかけ

てきましたから……」

　最後のほうははっきりと聞き取れないような低い声だった。

「阿久津さんがジュネーブでの会議に出席することが大切なことは私にもわかります。でも、このまま帰ったら心筋梗塞を起こしていのちを落とすことになるかもしれません。たとえ、心筋梗塞にならずに明日、ジュネーブへ出発できたとしても、飛行機のなかで心筋梗塞になるかもしれません。そうなれば、飛行機は途中で緊急着陸することになるでしょうし、同行したスタッフは阿久津さんをそのまま残してジュネーブへ行くようなことはしないでしょうね。そして、阿久津さんはもちろんのこと他のスタッフの人たちも会議には出席することができなくなります。そうなった場合、会社はどのように考えるでしょうか。非難の目が阿久津さんに向けられることになるのは間違いないでしょう。それが阿久津さんがいのちをかけてもやりとげたいとしていることの予想される結末の一つなのです。これはあくまでも私が勝手に想像して作り上げた話ですが、まったくあり得ないことではないと思います」

阿久津さんは私の話にじっと耳を傾けているようであった。私は話を続けた。

「阿久津さんが今ここで降板しても勝利投手であることは確実です。これから先は優秀な部下に任せてはどうですか。会社もこれまで阿久津さんがこの仕事に全力投球してきたことは十分知っているでしょう。会議に出席できなかったとしても阿久津さんへの評価は変わらないと思います。阿久津さんがいのちがけでやろうとした熱意は会社の上層部には間違いなく伝わるはずです」

阿久津さんから張り詰めた気配が遠のいて行くのが感じられた。

「わかりました、もうこうなったら覚悟を決めなくてはいけませんね。先生のご指示に従います。よろしくお願いします」

阿久津さんはきっぱりと言い放ったが、その重くかすれた声からは諦めきれない無念さが伝わってくるようであった。

阿久津さんの同意を得て、ただちに冠動脈造影検査が行われた結果、心電図所見から予想されていた以上に広範囲に及ぶ重篤な病変が検出された。まさに心筋梗塞がいつ起きても不思議ではない状態であった。

冠動脈の狭窄部位にカテーテルの先端にあるバルーンを膨らませて拡

張させる冠動脈形成術は重篤な病変が複数の冠動脈に見られる場合にはリスクが大きく、その適応は限られていた。カテーテル班のチーフは冠動脈形成術よりバイパス手術が適応と判断して、待機していた心臓外科にバトンタッチした。三箇所にバイパスが施行され手術は無事に終了した。術後の経過は順調で二週間後に退院となった。

退院の前日に夫人と一緒に私の部屋を訪ねてきた阿久津さんは一回り小さくなったように見えたが、入院中に体重が三キロ減ったとのことであった。

「あのとき先生から、このまま帰ったらいのちを落とすことになるかもしれない、その覚悟があるか、と言われて、がつーんと頭をぶん殴られたように感じました。その一言で正気に戻ったのだと思います。

でも、もしあのとき先生に、そんなに帰りたいなら帰って結構ですと言われていたとしたらと思うと、ぞうっとします。生と死の境はまさに紙一重なんですね」

阿久津さんは神妙な面持ちになっていた。嫌がる患者さんを縛り付けるようにして治療することなどできはしない。治療を受けないと死ぬかもしれないと思っても、治療を拒否されればそれまでである。だがそんなときでも、説得して治療を受けさせる情熱を失ったら、助かるいのちをみすみす見捨てることにもなる。

医学生のときに受けた「医学概論」の講義のなかで、江戸時代後期の米沢藩主・上杉鷹山《ようざん》が言った〝為《な》せばなる為さねばならぬなにごとも、ならぬは人の為さぬなりけり〟を取り上げ、医者が匙《さじ》を投げた時点で患者のいのちは絶たれる、医者は最後の最後まで諦めずに治療をするものだ、という話を聞いた。

私は折にふれこのことを思い出して医療に従事しており、あのときも、ならぬは人の為さぬなりけりと信じて、阿久津さんを説得したのだった。

ケース8

影を切る

「おはようございます。季節がひと月早く来たような寒さですね。昨日、木枯らし一号だったそうですよ」

六島悦郎さん（七十二歳）がスポーツバッグを手にいくぶん背中を丸めるようにして診察室に入ってきた。定年退職したあともこのように明るく堂々としていたいと周囲の人たちにそう思わせるような雰囲気を六島さんはいつも漂わせていた。六島さんは身長が一七五センチ、体重が六五キロとスマートな体型をしていて、実際の年齢より少なくとも五、六歳は若く見えた。外来受付の女性事務員や看護師の間では好感度抜群の紳士としてなかなかの評判であった。

六島さんは東京に本社がある精密機器メーカーの技術者だったが五十八歳で定年退職し、そのあとは六十五歳まで技術顧問として会社に残った。そして、完全に会社を離れてからは、いわゆる悠々自適の生活をしていて、週のうち四日は自宅から自転車で二十分ほどのところにあるスポーツジムで一時間半から二時間スイミングをしているとのことだった。

六島さんは二十歳前からタバコを吸い出し、ある時期は日に六十本も吸っていたということだが、還暦を過ぎてからは二十本以内にしていたようだ。

六島さんが私の外来に来るようになったのは完全に会社を辞めてか

らであり、高血圧の治療が主で、そのほか、ときどき息切れや動悸を訴えることもあった。一時は三種類の降圧薬を処方したこともあったが、運動したあとに上の血圧が一〇〇ミリメーター・水銀柱くらいにまで下がることもあったので、二種類に減らして経過をみていた。息切れは長年の喫煙による慢性気管支炎のためと考えられた。また、動悸は期外収縮という不整脈がときどき出現することが原因であったが、これに対してはとくに治療をする必要はなく、六島さんもそれで納得していた。問題は喫煙を続けていることであったが、これまでに何度も禁煙を勧めてきたが、六島さんから、はっきりと〝やめます〟という返事はなかった。

六島さんは四週間毎に外来に来ていて、診察後は病院内のレストランで昼食をとり、薬を受け取ってからスポーツジムに行くことにしていた。夫人と一緒のこともあったが、たいていは一人で来ていた。

その日もいつもと変わらず元気そうに見えた。朝と夜の血圧が折れ線グラフで記入されている血圧手帳から、四週間の血圧の変動が上が一二〇～一四〇ミリメーター・水銀柱、下が八〇～九〇ミリメーター・水銀柱とほぼ正常範囲内に保たれていることがわかった。

胸部を聴診すると、呼吸音がいつもよりやや荒く、気管支内に分泌物が多い徴候が認められた。

「風邪気味ですか」

「そうなんですが、もう大丈夫だと思います。一週間ほど前に風邪を引いて三八度近くの熱があったんですが、一昨日からは平熱になり、咳や痰もあまり出なくなりました。でも、一度だけ痰の中にほんのわずかですが血の塊が混じっていましたので、ちょっと気にしているんですが……」

このような場合、たいていは激しい咳をしたときに喉の内側の小さな静脈が破れて出血するため血が痰に混じるのである。でも、患者さんはがんや結核を心配しているので、その可能性の有無について言及する必要があった。カルテのなかに前に撮影された胸部レントゲン写真の判読結果の報告用紙があった。

「半年前のレントゲン写真にはとくに異常所見がないと放射線科からの診断報告がありますが、念のために胸部レントゲン写真を撮っておきましょう。ところで、今日もこれからスポーツジムですか」

「ええ、そのつもりです。でも、そのあとで友人の見舞いにまたここに戻って来るんですが、外科病棟はどこですか」

「その人はどんな病気で入院しているんですか」

「肺がんなんです」

「それなら、第三病棟の三階でしょう」

六島さんのその友人は有福宗太郎さんといい、三週間前に肺がんの手術を受けたが、術後、多くの抗生物質に耐性があるMRSA（メチシリン耐性黄色ブドウ球菌）による肺炎を合併して、予断を許さない状態が続いているとのことだった。その当時、病棟ではMRSAの院内感染が問題になっていて、厳重な監視体制が敷かれていた。

六島さんが有福さんと知り合ったのはスポーツジムだった。偶然にも、六島さんが勤めていた会社の取引先の会社に有福さんが勤務していたことがわかってから、親しく言葉を交わすようになり、一緒にゴルフに行ったり、旅行に出かけたりする仲になったとのことだった。

「有福さんは私より三歳年上なんです。この秋、市の健康診断で胸部レントゲン写真に肺がんらしい影があるということで、この病院でCT検査を受けたんですが、やはり肺がんだったんです。手術をするか、それとも、抗がん剤の治療にするかで、ずいぶん迷ったそうなんですが、結局、手術をすることにしたんです。手術そのものはうまくいったらしいんですが、術後に肺炎を合併して、それがなかなかよくならないようでして、なんとか助かってくれるといいんですが……」

六島さんはそう言って小さなため息をついた。

それから四週間後に六島さんが外来に来たときは、風邪の症状もなく、血圧も安定していて元気そのものに見えた。だが、カルテに挟まれている放射線科から送られてきた胸部レントゲン写真の診断報告書には、右上肺野に直径七ミリのコイン状の陰影があり、肺がんの疑いが濃厚なので確認のために胸部CT検査が望ましいと記されていた。レントゲン写真を読影用のシャーカステンに載せて見ると、確かに右上肺野に小さいコイン状の陰影がはっきりと確認できた。そこで半年前の写真を取り寄せ並べて比較してみたが、そこには異常な陰影は見られなかった。明らかにこの半年間に新たに異常陰影が出現したのである。もうこうなった以上、黙っているわけにはいかず、六島さんにレントゲン写真の所見を正直に話した。六島さんは私が話し終わってもしばらくの間、食い入るようにレントゲン写真を見ていたが、顔面はこわばり、唇が小刻みに震えていた。

「六島さん、まずＣＴ検査をして、その結果を見てから今後のことを考えましょう」

「でも、がん以外は考えられないんでしょ。そうじゃないんですか」

「確かにがんの可能性は高いのですが、良性の腫瘍かもしれません」

「…………」

それからは何を言っても無駄だった。六島さんはいずれ連絡すると言って、よろけるような足取りで診察室を出て行った。そのとき、いつも持ってきているスポーツバッグを診察室に置き忘れて出て行ったので、陪席をしていた医者がそれを持って六島さんのあとを追った。

翌日の昼に六島さんから至急私に会いたいという電話があった。電話の向こうから伝わってくる声が意外にもいつもとあまり変わっていなかった。その日の午後は会議もなく、部屋で仕事をするだけだったので六島さんに来てもらうことにした。

六島さんが夫人と一緒に私の部屋に来たのは午後四時を少し回っていた。私は二人にソファーに座るようにすすめ、その前の椅子に腰を下ろした。

「昨日はすっかり取り乱してしまい、本当に申し訳ございませんでした。恥ずかしいかぎりです」

六島さんは私が口を開く前に、いつもとそれほど変わらないしっかりとした、よくとおる声で言った。六島さんが昨日とはまるで違って、あまりに落ち着いているのが不思議に思えた。

「昨日、家に帰る途中、武蔵小金井の聖ヨハネ会S病院に寄って、稲葉先生にお会いして、肺がんかもしれないと言われて不安でしかたがないことを話しました。稲葉先生は私の話を聞いて、〝神にすべてをお任せしなさい、もし、勇気があれば、最悪は最良となります〟と言われて、礼拝堂で私のために祈ってくださいました。家内はクリスチャンなのですが、私はまだそうではありません。でも、稲葉先生のお話を聞いているうちに、自分でも不思議なくらいに気持ちが楽になってきました。家に帰って家内に話しましたら、これまで生きてこられたことに感謝して、これからの時間は付録か〝おまけ〟と思えばいいと言われました。家内の言うことはいつも説得力があるんです。実は家内は三年前に乳がんの手術を受けたんです。初期がんの段階は過ぎていたのですが、手術と放射線療法で今のところがんの再発は見られておりません。家内は毎日を〝おまけ〟だと思って、今こうして生きているのは得をしているのだという気持ちで過ごしていると言うんです」

六島さんがこうして話をしているのを聞いている夫人に、夫が肺がんかもしれないという不安が感じられないわけではなかったが、それでも、このような場合に見られてもしかたがない切羽詰まった気配は感じられなかった。

内科医の稲葉先生はシスターでもあり、私より十歳ほど年上であった。稲葉先生は週に一度の私の病棟回診に循環器の勉強のために参加していた。そのことが縁で週に一度S病院に入院している循環器病の患者さんの回診を引き受けていた。

カソリック信者の六島夫人がS病院の礼拝堂での日曜日のミサに参加していることは聞いていたし、稲葉先生が六島さん夫妻のかかりつけ医であり、精神面での指導者であることを私は知っていた。六島さんは洗礼こそまだ受けてはいなかったが、夫人と日曜日のミサにはよく出ていたし、風邪をひいたときなど稲葉先生の診療を受けていたので、私からがんかもしれないと言われてパニック状態になり、救いを求めて稲葉先生のところへ駆けつけたのも理解できた。

「いつもの六島さんに戻られたので安心しました。さすがに見事な心の立て直し方ですね」

私は実感をこめて言った。

それから、胸部ＣＴ検査をして、その結果をもとに胸部外科と呼吸器内科に相談して今後の方針を決めることを六島さんに提案した。

「すべて先生におまかせいたします。よろしくお願いします。こうして先生とお話しさせていただくことなどそうあることではございませんので、今後のことについてご相談させていただきたいと思うのですが、お時間のほうはよろしいでしょうか」

夫人の凛《りん》とした声の内側に不安が押し込められているように感じられた。私は快諾を伝えた。

「もし、主人が肺がんであった場合、それが一箇所に限局しているとしたら、手術でそれを取り除くほうがいいのでしょうか。それとも抗がん剤で治療すべきなのでしょうか」

夫人の話は単刀直入で厳しい質問から始まった。胸部ＣＴで一箇所にしかがんが検出されなかったからといって、必ずしも他の場所にがんの転移がないとはいい切れない。ＣＴで検出されないような小さながんの転移があるかもしれない。多分、夫人は乳がんの手術を受けた際に、自分で勉強したか、担当医から聞いたかして、そのへんの事情を知っているに違いなかった。

まだ、がんだとはっきり診断されたわけではないし、たとえがんであったとしても、どの程度進行しているかで対応の仕方が違ってくる。

「もし、がんだとしたら六島さんはどのような治療を受けたいですか」

私は夫人の質問に答える代わりにまずは六島さんの意見を訊くことにした。

「そうですねえ……」

と言って六島さんは考え込んでしまった。六島さんにその答えを求めることが酷であることは判っていた。手術か抗がん剤かを選択する場合の両者のメリット、デメリットについての情報が六島さん夫妻に十分でないことは確かであった。循環器病を専門にしている私にしても、内科医としての肺がんの治療法についての一般的な知識はそれなりにあったが、個々のケースにおいて、何が最も適した治療法なのかを自信を持って答えることはできなかった。

「手術でがんをすべて取り除いたとしても、有福さんのように重い合併症にかかって、いのちが危険に曝《さら》されることだってありますし、そうかといって、抗がん剤で完全にがんが治るわけではないらしいので、どちらの治療がいいのか私には皆目見当がつきません。先生にお決めいただくよりほかないと思います」

六島さんがこういうと夫人も相槌を打った。

「わかりました。もし、そのようなことになりましたら、参考までに私の考えはお話ししますが、今はCTを含めてもっと正確な情報を手に入れることが大切だと思います」

私はとりあえずそう答えてから、最近のがん治療の進歩について話をした。そんな話をしても六島さん夫妻の不安が払拭《ふっしょく》されるとは思わなかったが、それでも幾分かは軽減されるかもしれないと考えたのである。そのあと六島さん夫妻からのいくつかの質問に答えてから話題を変えた。

「ところで、稲葉先生とはいつごろからのお知り合いですか。実は私も稲葉先生をよく存じ上げているものですから」

六島夫人は一瞬戸惑ったようだったが、すぐに話し始めた。

「話せば長いことになりますが、これからさき、先生にはいろいろとお世話になることですし、私どもの昔のことも知っておいていただいたほうがよろしいかと思いますのでお話しします」

夫人の話は四十年ほど前の六島さんが三十三歳、夫人が二十九歳のときのことであった。夫妻には当時六歳と二歳の二人の娘がいた。その二人の娘がその年に大流行したインフルエンザに罹り、二人とも亡くなってしまったのである。インフルエンザに最初に罹ったのは六島さんで会社の同僚からうつされ、そのあとに娘が二人ともインフルエンザになった。二人の娘は四〇度を超す高熱になり、近くの病院に入院となったが肺炎を合併して二人とも亡くなってしまったのである。

一度に二人の娘を亡くしてしまった六島さん夫妻は何ヶ月もまるで生ける屍《しかばね》のような悲嘆に埋もれた日々を過ごした。それでも夫人は少しずつ元気を取り戻していったが、六島さんの落ち込みは深く、そして長く続いた。六島さんは毎夜、浴びるように酒を飲み、そのために会社を欠勤するようなこともしばしばであった。

そんなある日、六島さんは大量の酒を飲み、そして、十日分の睡眠薬を一度に服用して意識を失ってしまったのである。その頃、六島さんはひどい不眠症になっていて、睡眠薬を飲んでいたが、それでも熟睡することができずに、ときには酒と一緒に飲んでいたようであった。酒と睡眠薬を同時に飲むことが危険であるのを六島さんは医者から聞いて知ってはいたが、この苦悩から逃れられるならどうなってもかまわないという心境になっていたという。

「そのときは、死のうと思ってはいませんでした。ただ、ぐっすり眠って何もかもすべてを忘れたかったのです。でも、あとから振り返ってみますと、心のどこかで、死にたいと思っていたのかもしれません」

六島さんの顔にはその当時の苦悩の影が浮かび上がっているように見えた。

「あの日、上司に飲みに誘われても行かなければ、インフルエンザに罹らず、娘を死なせずにすんだのにと、もう何千、何万回、後悔したか知れません。飲みに誘った上司を恨み、そのときインフルエンザに罹っていた同僚を殺してやりたいほど憎みました」

その日、六島さんは直属の課長に誘われ同僚五人と一緒に飲みに出かけた。酒があまり強くない六島さんは飲みに誘われても、たいていは何か理由をつけて断るのだが、その日は課長があまりに強引に誘うので断りきれずに付いていった。ところが同僚の一人が飲んでいる最中に気分が悪くなり、全身をがたがた震わせ始めた。それは高熱が出るときの悪寒戦慄《おかんせんりつ》であり、そこにいた誰の目にも当時流行っていたインフルエンザであることは明らかだった。すぐに病院へ連れて行くべきだったが、本人がどうしても自宅に帰ると言い張るので、家が同じ方角にある六島さんがタクシーで送り届けることになった。六島さんはインフルエンザに罹患した同僚とタクシーの中で一時間近くも一緒にいたわけであり、インフルエンザウイルスに感染しないはずはなかった。

その日から二日目の夜、六島さんは就寝中に突然、悪寒戦慄、全身の筋肉痛、四肢の関節痛、全身倦怠感《けんたいかん》などに見舞われ、熱はこれまで六島さんが経験したことがない四〇・五度にまで上昇した。紛れもなくインフルエンザだった。かかりつけの医者に往診をしてもらい、普通の風邪薬と解熱剤、それに多分効かないだろうと判ってはいたのだろうが合併症は防げるとして抗生物質が使われたようだった。その当時はまだ抗インフルエンザ薬はなかったので対症療法をするしかなかったのである。

それからまる三日間、三八度から三九度の高熱が続いたが四日目にようやく三七度台にまで解熱し、筋肉痛、関節痛、倦怠感なども軽減してきた。ところが、今度は六歳と二歳の二人の娘が同時に高熱を出し、インフルエンザと診断され、二人とも近くの病院へ入院となった。二人の娘を入院させたのは夫がまだ十分に快復していないうえに、万一、自分もインフルエンザにかかったら、娘の面倒を見ることができなくなると夫人が考えたからであった。入院させれば安心と考えていたのに、二人の娘は肺炎になり、入院後七日目に下の娘が、そして、八日目に上の娘が亡くなってしまったのである。

六島さん夫妻にとって地獄のような日々が続いたことは想像に難くない。

「私が酒と睡眠薬を飲んで意識不明になって救急車で運ばれた病院が聖ヨハネ会S病院だったのです。そして、私の診療を担当してくださった先生が稲葉先生でした。稲葉先生は言葉では言い表せないほどに献身的に私の体と心のケアーをしてくださったのです。私はそこで生まれ変わったのではないかと思います。S病院は救急指定病院ではなかったのですが、どこの病院も救急患者を引き受けられないということで、S病院へ連絡を入れたところ、受け入れてくれるということになったようです。もし、あのとき、S病院ではなく他の病院に運ばれていたら、稲葉先生ともお会いしていなかったし、私はどうなっていたかわかりません」

六島さんの目の奥に当時のさまざまな場面が浮き上がっているように思えた。六島さん夫妻が二人の娘を失った悲しみを乗り越えることができたのは、医師として、また、シスターとしての稲葉先生のサポートがあったればこそであった。

それから四十年間もの長きにわたって、六島さん夫妻は稲葉先生と親交を結んできたのである。稲葉先生は六島さんより二、三歳年上だがまだ現役の医師であった。

肺がんの疑い濃厚と宣告されパニックに陥った六島さんを短時間のうちに平穏な境地に導いた稲葉先生の感化力に、私は端倪《たんげい》すべからざるものを感じずにはいられなかった。

放射線科に電話して胸部ＣＴの予約状況を訊くと、最も早くて二週間先になるということであった。そこで、もしその前にキャンセルがあったらそこに六島さんを入れてもらうことにした。

それから四日目にキャンセルがあって、六島さんは胸部ＣＴ検査を受けることができた。そしてその検査の翌々日、六島さん夫妻がその日の最後の患者さんとして診察室に入ってきた。ＣＴ検査の報告書には「肺がんの疑いが濃厚」であるとの記載があった。私がカルテに綴《と》じられているＣＴ検査の報告書を読んでいるのを六島さん夫妻が固唾《かたず》を呑んで見ている視線を痛いほどに感じた。

「やはりがんなのでしょうか」

六島さんは私が〝やはり……〟と言い出すより一瞬早く声を出した。

「残念ながらがんの疑いが濃厚という診断結果です」

九分九厘このような結果が出るとは思ってはいたが、もしかしたら線維腫のような良性の腫瘍かもしれないという期待が私にはあった。

「そうですか。そうと決まった以上はそれなりの覚悟をしなくてはなりませんな」

六島さんのいつものよくとおる声はそこにはなく、ずしりと重い響きがあった。

数日前に私の部屋で話し合ったとき、もし、がんの可能性があった場合には、肺がん治療を得意分野にしている外科のG教授と相談することに決めていたので、六島さんの同意を得て、その方針でいくことにした。

翌週の火曜日の夕方、六島さん夫妻が私の部屋を訪ねてきた。その日の午後は週に一度の回診日で午後五時近くに部屋に戻ると、夫妻が部屋の前の薄暗い廊下で私を待っていた。

「今日の午前中、Ｇ先生の診察を受け今後の治療についていろいろとお話を伺ったのですが、私としては先生のご意見をお聞きしてから決めたいと思いましたので、お疲れのところ申し訳ないのですが、こうして伺ったしだいです」

六島さんは夫人と共に深々と頭を下げた。私は二人を部屋に招じ入れてソファーを勧めた。

「今、美味しいお茶を淹《い》れますから、それを飲んでからゆっくりとお話を伺います。しばらくお待ちください」

私は回診を終えて部屋に戻ると、疲労回復のために緑茶を淹れて飲むことにしていた。酒もタバコもやらない私の唯一の嗜好《しこう》が緑茶であり、それなりのこだわりをもっていた。そのときの六島さん夫妻に、一服の緑茶が気分を落ち着かせるのに多少は役立つかもしれないとの思いが念頭にあった。ポットの熱い湯を適温にさましてから茶を淹れて六島さん夫妻に出し、私も椅子に座ってゆっくりと飲んだ。

「美味しいお茶ですね」

六島さんが一口飲んでそう言うと、

「ほんとうに」

夫人も少しだけ穏やかな顔になった。

「そう言っていただけるとうれしいです。私、お茶の淹れ方がうまいんですよ」

私はお茶の淹れ方について少しばかり蘊蓄《うんちく》を傾けてから本題に入った。

「ところで、今日はG先生の診察を受けたのでしたね。先生の話はどうでしたか」

六島さんは茶碗をテーブルの上に置き、ため息を押し込めたような小さな長い呼吸をしてから話し始めた。

「がんは小さく孤立しているし、この半年間にできた新しいがんなので、まだどこかに転移している可能性は少ないことから、手術で取り除くことができるだろうとのことでした。ただ、長年の喫煙による慢性気管支炎があるので、術後の肺機能がどうなるかがちょっと心配だと言われました」

G教授が多分、そういうであろうと想像していたし、基本的には私の判断もそれと同じであった。七十二歳という年齢を考えても、小さな孤立性のがんであり、しかも、CT上で明らかながんの転移は見られないとなると、やはり手術によるがんの切除が適応と考えられた。手術による肺組織の切除もそれほど広範囲には及ばないであろうし、術後の肺機能も、慢性気管支炎が根底に存在しているとしても、さして大きな問題にならないだろうと私は考えていた。ところがG教授は術後の肺機能の低下を懸念していたので、その点に関しては後日G教授に直接話を聞くことにしようと思った。いずれにせよ、手術が十分可能であるということは六島さんにとっては朗報のはずだが、六島さんの顔に不安の影が色濃く残っていた。

「私の知り合いに肺がんの手術をしないで抗がん剤だけで、もう何年も何ごともなく元気でいる人がいるんです。それに有福さんのように手術が成功しても、合併症で生死をさまよっている人もいますし、正直、手術を受けるべきかどうか、迷っているんです」

六島さんが手術を躊躇するのも理解できた。

私の親戚に六島さんの場合と違って、かなり進行した肺がんで、手術の適応がないとされ、生命予後が半年か長くて一年と言われたのに、低用量の抗がん剤と丸山ワクチンで約五年間、外来通院のままほぼ通常の生活を保ちながら生存した人がいた。どうしてそのような経過をたどったのかについての詳細はわかっていないが、低用量の抗がん剤と丸山ワクチンががんの進行を抑制し、いわばがんを冬眠状態にさせたことは間違いなかった。でも、そのようなケースは例外中の例外であって、同じようなことが六島さんに起こるとは常識的には考えられなかった。六島さんから意見を求められたが、この段階ではまだ私の考えは述べないでおくことにした。

「手術を含めて今後の治療方針についてG教授と相談してみます。私の意見はG教授の話を聞いてからにします。六島さんも奥さんとよく話し合ってお考えをまとめてください。一週間後の夕方の五時頃にまた私の部屋に来ていただくというのはどうでしょうか」

「はい、それではそうさせていただきます」

六島さん夫妻が帰ってからすぐに、電話でG教授が部屋にいることを確かめてから会いに行った。

「もう一度胸部CTを見直してみたところ、ちょっと気になる小さな陰影が左の肺尖部にあるのに気がついたんです。これが陳旧性の小さな結核病巣なのか、それともがんの転移巣なのかの判断はこのCTからは難しいのです。これが転移巣であるとしたら左肺と右肺の両方にがんがあることになり、がんは限局性ではなく、広範囲に転移していると判断せざるを得ません。そうなりますと手術の適応はなくなります。しかし、もし、これが陳旧性の結核病巣であるとすれば、右上肺野に限局する小さながんであることから、手術による切除がファーストチョイスの治療法になります。結核病巣かがんの転移巣かが明らかになるのがいつになるかは判りません。手術をするなら早ければ早いほど効果的なのですが、どちらかがはっきりした時点で手術となると、ベストタイムを逃すことにもなりかねません」

G教授はシャーカステン上のCT写真を凝視して首を傾げた。半年間で直径七ミリの大きさになったがんなのでその進行は年齢の割には早いと判断された。

「私は転移ではないと思いますが、でも一〇〇パーセントの確信はありません。放射線科のK講師はCT像の微細な所見の読影に勝れていますから、明日にでも訊いてみようと思います」

肺尖部の所見が転移でなければ手術、それも早ければ早いほうがい い、また、転移なら手術は忌避すべきで、抗がん剤による治療が推奨される。

翌日、G教授が部屋まで報告に来てくれた。放射線科のK講師も結核かがんの転移かの明言はできないが、転移の可能性のほうがやや高いということであった。G教授とK講師の見解は異なったが、いずれも確信があってのことではなく、どちらかといえばという程度の違いであり、もう少し経過を見なければ確実なことは言えないということであった。そして、G教授との話で得た結論は、一ヶ月後の肺尖部のCT所見を見てから今後の治療方針を考えることにして、その間は抗がん剤による治療を行うということであった。

翌週、六島さん夫妻が訪ねてきたとき、そっと触れただけでも激痛を訴えている切り傷に太い注射針を刺し込まなくてはならないような気持ちで、左肺尖部の所見とこれからの治療方針について話をした。

私の話を聞いた六島さんは動揺を隠せなかった。

「もし、それががんの転移なら手術はできないということですね」

そう言って六島さんはがっくりと肩を落とした。どこにも転移をしていない孤立性の小さながんなので手術で完全に切除できるという話だったから、やっと手術を受ける決心をして私に会いにきたとのことだった。落胆している六島さん夫妻を見るのが辛かった。

「がんの転移の可能性があるというだけで、まだ、はっきり診断されたわけではないんです。私もG教授も陳旧性の結核ではないかと思っているんです」

このような話を繰り返し伝えたが気休め程度にしかならないに違いなかった。

一ヶ月後のＣＴ検査の結果を見るまで抗がん剤による治療を行うことにして、その間、一時入院してもらうことにした。

一ヶ月後のＣＴ検査では、右上肺野のコイン状陰影の大きさが直径八ミリとほんの少し大きくなっているようであった。そして、問題の左肺尖部の小さな陰影には、はっきりとした大きさの変化は見られなかったが、陰影の濃さがやや鮮明になっていた。この所見ががんの転移を示唆する所見なのかどうかでまた、意見が分かれた。

転移性のがんであれば少しは大きくなっていてもおかしくないのに、それが見られないのは、がんの転移というよりは陳旧性の結核を示唆するというのがＧ教授の見解であり、陰影の濃さが鮮明になったのは転移性がんの所見であるとするのがＫ講師の意見であった。

この一ヶ月間で直径七ミリから八ミリへとわずかだが右上肺野のコイン状陰影が大きくなっているところから、抗がん剤のみの治療では不十分であることは明らかであった。

さらにあと一ヶ月間、このまま抗がん剤のみで治療し再度胸部CT検査をし、その結果を見て最終的な決定をすることも考えられたが、その間にもがんは確実に進展、拡大をするだろうし、血流やリンパ流に乗って体の各所に転移をするかもしれない。あと一ヶ月間、ただ経過を観察することにどれほどのメリットがあるのだろうか。もし、左肺尖部の陰影が単なる陳旧性の肺結核であったとしたら、この一ヶ月間の経過観察は無駄であるばかりではなく、生命を左右する重大事へとつながるかもしれない。

一方、もし左肺尖部の陰影が転移病変であれば、がんの転移はそこだけではなく当然、他の部位にも及んでいるであろうし、がんの原発巣である右上肺野の病変を完全に切除しても、手術による肺組織の損傷は少なくないし、手術によるメリットよりデメリットのほうが大きいと考えるのが一般的である。

あと一ヶ月間、このまま経過を見てから結論を出すか、それともこの時点で決断を下すかと迷ったが、G教授、K講師の意見を踏まえた上で私はこの時点で治療方針を決定すべきであると判断した。

六島さん夫妻に部屋まできてもらい、G教授、K講師の見解を話した。

「六島さん、今、お話ししたようにこの時点ではまだがんの転移があるのか、ないのかははっきりしておりません。あと一ヶ月、このままの治療で様子を見てからCT検査をし、その結果で再検討するという考え方もありますが、私としてはそれは得策ではないように思います。この時点ではっきりと治療方針をきめるべきだと思いますが如何でしょうか」

「ぜひ、そうしてください。この一ヶ月間、毎日、がんが大きくなっていくように感じられて不安でなりませんでした。それで、先生のお考えは手術でしょうか」

六島さんは体を乗り出すようにして言った。六島さんの様子から私が手術治療を提案するのを期待しているのは明らかだった。

「私は左の肺尖部の陰影はがんの転移ではなく、古い結核病変だと思いますので、手術による切除が望ましいと考えます」

私がそう言うと六島さんも夫人もはっきりとそれと判る同意を示す引き締まった顔を私に向けた。

「よろしくお願いします」

六島さんの声にはいつもと違った硬質の響きが混じっていた。この時点で賽《さい》は投げられたのである。

それから十日後に手術が行われた。周辺組織へのがんの浸潤も腋下のリンパ節への転移もなく、また、がんか結核かが問題となった左肺尖部の病巣は術中のバイオプシー（生検）で陳旧性の結核と診断された。そして、手術は無事に終了した。術後の経過はきわめて良好で、肺機能の低下も危惧されたほどのことはなく、また、ＭＲＳＡに感染することもなく、二週間後に退院となった。

一方、有福さんは肺がんの手術後にＭＲＳＡ感染による肺炎を合併して、一時は最悪の事態が心配されたが、六島さんが手術を受ける直前に退院することができた。このことが六島さんを勇気づけたことは言うまでもなかった。

そして術後五年の歳月が流れ、六島さんはがんの再発もなく、めでたく喜寿を迎えた。当時、あれほどがんの転移ではないかと心配された左肺尖部の陰影にはまったく変化は見られていない。

「おはようございます。昨日は春一番だったそうですね」

六島さんが今年から新しくしたというスポーツバッグを手に、相変わらず背中をいくぶんか丸めるようにして診察室に入ってきた。

●ケース9

いのちの連鎖

その日、昼を少し過ぎたころから雪がちらちらと降り出した。朝、家を出るときにぶるっと震えるほどの寒さだったので、オーバーにしようかとちょっと迷ったが、まあ、たいしたことはないだろうといつもの薄手のコートにした。まさか、雪になるとは思わなかったし、朝、出がけに見たテレビの天気予報でも雪になるとは言っていなかった。

このように急に雪が降り出した寒い日は循環器を専門にしている医者にとっては厄日になることが多く、これまでに急性心筋梗塞で緊急入院してきた何人もの患者さんの顔が頭に浮かんできた。

あれは私が還暦を直前にした二月初めのことだった。昼ごろから降り出した雪が夕方までに三〇センチ近くも積もり、テレビではあちこちの交通機関に支障が出始めている場面が繰り返し報じられていた。大学から自宅まではバスと二つの電車を乗り継いで二時間近くかかる。たとえその日は何とか家に帰れたとしても、翌日、外来診療に間に合うように病院にたどり着けるかどうかはわからない状況だったので教授室に泊まることにした。ソファーはベッドになるし、簡単な寝具一式を段ボール箱に詰めて部屋の片隅のロッカーの上に置いてあるので、いつでも泊まれるようになっていた。家内に病院に泊まることを電話で伝え、秘書には院内の売店で夕食と朝食になるものを用意してもらうように頼んだ。こうして、この大雪の中を家に帰らずに部屋に泊まることに決めてしまうと気持ちが楽になった。窓の外は一面の銀世界になり、まるで雪国の温泉宿にでも来ているような気になった。これなら腰をすえて書き物ができると、淹れたばかりの緑茶を飲みながら机に向かっていたとき、

「調布の池嶋初子さんという方から電話が入っていますが、おつなぎしてもよろしいでしょうか」

と交換台から電話がかかった。池嶋初子さんは長年私の外来に通院している患者さんで、長男の夫人が大学の近くで開業している旧知の産婦人科医の娘であることから、私の部屋にもときどき話しに来る間柄であった。池嶋さんからの電話は夫が玄関先に積もった雪をシャベルで取り除いていたとき、いつもより強い胸の痛みがあったのでニト

ログリセリンを口に含んだところ、痛みはいくらか軽くなったようだが完全にとれたわけではないとのことで、このまま様子をみていていいのかどうかという問い合わせであった。夫の良幸さんは七十五歳でこれまでに何度か狭心症の発作を起こしていたが、大学病院へ行くと心臓カテーテル検査を勧められるのが嫌だと言って、近くのクリニックで治療を受けていた。

夫人の話から心筋梗塞へ移行しやすい不安定狭心症の疑いもあるので、病院へ連れてきてはどうかと話した。

それから一時間もたたないうちに救急外来からの電話で、池嶋良幸さんが来院し、緊急に心臓カテーテル検査を行うことになったと報された。その後の報告でわかったのだが、池嶋さんが来院したときには、すでに急性心筋梗塞になりかけていた状態で、動脈の中のメインストリートともいえる左冠動脈前下行枝の根元の部分が九九パーセント閉塞していたとのことだった。ただちにカテーテルの先端にあるバルーンを閉塞部に挿入し、そこを膨らませて拡張し、血流を再開通させた。冠動脈がまだ完全には閉塞していない時期にこの血管形成術が施行されたので、心筋へのダメージを最小限に抑えることができ、その後の経過も順調であった。もしあのとき、すぐに病院へ来ないで家でぐずぐずしていたら、大雪のために道路事情が悪化して病院へ来るまでに時間がかかって、あれほどタイミングよく血管形成術を受けることができなかったかもしれなかった。

「あのとき主人は、病院へ行ったら手術を受けろと言われるにきまっているから、俺は絶対に行かないと言い張ったのですが、このままだと死ぬかもしれないから、すぐに連れて来るようにと先生がおっしゃったと嘘を言って、救急車を呼んで連れて行ったのです。それで主人はいのち拾いをしたのですから、私は主人のいのちの恩人なんですよね」

そんな冗談を池嶋夫人は折あるごとに言っていた。

窓ガラスにぶつかるように激しく降っている雪を眺めながら、そんな一年前の池嶋良幸さんのことを思い出しているとき、秘書から病院に泊まるのかどうかと電話で訊かれた。泊まることになるなら食事の用意をしてくれるとのことだった。だが、翌日、積雪のために交通機関が乱れて大学に来れなくなっても、とくに支障をきたすこともないと思われたので、病院に泊まらずに早めに家に帰ると伝えた。しかし、その日に降った雪が原因で後日、今度は池嶋初子さんがいのちの危険にさらされることになろうとは知る由もなかった。

雪が降った翌々日の朝、池嶋初子さんからその日の外来診療を受けに行けないので、長男の嫁の朋子さんが薬の処方を受け取りに来るという電話があった。事情を訊くと、雪が凍りついて滑りやすくなっていた家の前の道で、池嶋初子さんが転んで右足首を捻挫したというのである。近くのクリニックで診てもらったところ、骨折の心配はなく、捻挫の程度も軽いので十日もすれば歩けるようになるとのことであった。

「東京ではもう何年も、雪らしい雪など降りませんのに、たまたま降った大雪の日に、昨年は主人が心筋梗塞になりかけ、今年は私が転んで足首を捻挫してしまいました。どうやら私たち夫婦は雪に祟《たた》られているようですわ」

受話器から伝わってくる池嶋さんの声は意外と明るかった。

池嶋さん夫妻は高血圧の治療のために週に二日ある私の外来に通っていた。心筋梗塞後は私の外来に通院するようになった夫の良幸さんは火曜日の一般外来に、夫人は金曜日の循環器専門外来にと別々に来ていた。池嶋さん夫妻が一緒に外来に来ないのは、火曜日が夫人のお茶の稽古日であることと、金曜日は良幸さんが勤めていた会社の同僚と会うことが多いからであった。だが、たまにどちらかの都合で夫妻そろって外来に来ることもあった。

池嶋朋子さんが薬の処方だけを受け取りに来た。処方だけの場合、たいていは処方箋だけを受付で渡して、受け取りに来た人と会うことはないのだが、池嶋初子さんが転んだときの状況なども聞いておきたかったので、朋子さんには診察室に入ってもらった。朋子さんとは舅《しゅうと》の良幸さんが心筋梗塞の一歩手前で入院したとき何度か会っていた。四十路《よそじ》の坂を越したという朋子さんは、エアロビクスのインストラクターでもしているのではないかと思われるようなすっきりとした体型をしていて、年齢よりずっと若く見えた。

「お義母《かあ》さんの具合はどうですか」

「足の捻挫のほうは軽くすんだようなのですが、転んだときに体のあちこちをぶつけたらしくて、腰が痛いの、腕が痛いの、頭が痛いのと言っております。でも大したことはないようです。義母《はは》は一度転んで立ち上がろうとしてまた転んだんです。一度目は仰向けに、二度目はうつ伏せに転んだようです。二度目に転んだとき額を地面にぶつけてピンポン玉くらいの瘤ができましたが、それも今はほとんど目立たないくらいになりました」

「それはとんだ災難でしたね。足の捻挫のほうは軽くすんで何よりでした。でも、頭をぶつけたことが気になりますね。頭が重いとか、痛いとか、手足の動きがおかしいとか、痺れるなどとは言っておられませんか」

「義母は若いころからの頭痛持ちですので、頭痛は慣れっこになっているらしくて、よほどでないと頭が痛いとこぼしたりしません。瘤ができたところを押すと、まだ多少痛いとは言っておりますが、とくに頭痛がひどいようには聞いておりません。捻挫した足首をかばっているせいでしょうか、ぎこちない歩き方はしておりますが、手足が痺れるなどとは言っておりません」

朋子さんは頭部打撲によって脳に障害をきたしたのではないかと私が懸念していることに気付いて、ちょっと不安げな顔を私に向けた。

「そうですか、それならまずはひと安心ですね。でも、年をとりますと脳の血管が脆《もろ》くなっているので、若いときならなんでもないような軽い頭の打撲でも、脳の血管が切れて出血を起こすことがあるんです。そんなとき、症状が出てくるのが、打撲後すぐにではなく、数日、いや、数週間たってからのこともあるので、しばらくは注意して様子を見ていてください」

余計な心配をさせたくないと思いながらも、もしものことがあったらという思いのほうが先に立って、ついこんな話をしてしまった。

それというのも何日か前に、米寿を迎えてまもない親友の父親が慢性硬膜下血腫の手術を受けたという話を聞いたばかりだったからである。その親友の父親は一ヶ月ほど前に、座敷で転んでテーブルの角に頭をぶつけたことが原因で、硬膜下血腫になったのであろうという話であった。

高齢者が頭部を打撲したとなると、たとえそれがごく軽微な打撲で、脳そのものは傷つかなくても、脳から出ている静脈が切れることがある。そうなると、頭蓋骨の内側を覆う硬膜の下に血液が少しずつ溜まって脳を圧迫するような硬膜下血腫となり、頭痛や手足のしびれ、まひ、物忘れなどの症状が現れてくることがある。このような場合、溜まった血液を吸引する手術をして脳の圧迫を早期に除去すれば、九割以上は完治する。だが、治療をせずに放っておくと、致命的な事態になることもある。もちろん、そんなことまでは朋子さんに話さなかったが、初子さんにいつもと変わった症状や言動が見られたらすぐに報せてほしいと伝えておいた。

それから二週間ほどした日の昼ごろ、朋子さんが訪ねてきた。

「お義母さんに何か変わったことでもありましたか」

朋子さんの浮かない顔を見て、ひょっとしたら、あの雪の日に転んで頭を打ったことで何か症状が出てきたのではないかと思って訊ねた。

「はい、ちょっと気になることがございますものですからお伺いしました。実は、義母は以前から物忘れすることを気にしてはおりましたが、実家の母も同じようなことをいつもこぼしておりますものですから、年相応のものだろうと私は思っておりました。ところが、このところ物忘れの度合いが少し増してきたように思うのです。とくに、転んで頭をぶつけてから、今までより物忘れをする回数が増えましたし、どうしてそんなことまでもと思われるものまで忘れてしまうんです。もともと記憶力のいい義母は、頭をぶつけたショックで頭の回線が切れてこんなことになってしまったのではないかと嘆いております」

朋子さんの話では、初子さんは孫の名前や家の電話番号がすぐに出てこなかったり、数日前に親しい知人と逢って話をしたこと自体を思い出せなかったこともあったらしいのである。

「実は、義母は三週間後に女学校時代のお友達三人と、スペイン周遊のツアー旅行に参加することになっているんです。足の捻挫のほうは、それまでには杖をつきながらなら歩けるまでに快復するだろうということなんですが、こんなに物忘れがひどくなった状態で、海外旅行へ出かけるのは、まわりの方々にご迷惑をおかけすることになり、無理ではないかと思うのです。義母にそう申したんですが、今さら止めるわけにはいかないし、それに、海外旅行は頭の刺激にもなるので、物忘れにはいい治療になるなどと言って、私の言うことに耳を貸そうとしないんです。今日、お伺いしたのは、先生から義母に今度の旅行を中止するように言っていただきたいと思ったものですから」

朋子さんの話を聞いて、硬膜下血腫の可能性も否定できないと思った。もし、池嶋初子さんが硬膜下血腫なら、いくら若いころからの頭痛持ちとはいえ、それまでとは違う頭痛や頭重感があるに違いない。

このことについて朋子さんに訊いてみると、

「たしかに、義母はいつものずきずきするような痛みではなくて、頭全体が圧迫されるような鈍い痛みだと申しております。それに長年飲んでいる頭痛薬も効かないようなんです」

という返事なので、ますます硬膜下血腫の疑いが深まった。そこですぐに病院へつれてくるように朋子さんに伝え、まずは頭部ＣＴ検査が緊急に行えるように手配した。

だが、その日の午後四時に設定されたＣＴ検査は、朋子さんからの電話で池嶋初子さんが何処かに出かけてしまって連絡がとれないとのことでキャンセルになった。

池嶋初子さんが家に帰ってきたのは夜九時すぎだった。その日、初子さんは前々から友人と日本橋のデパートに買い物に行き、そのあとでホテルで食事をする約束になっていたのを朋子さんに話さなかったようだった。

翌日、あまり気乗りしていなさそうな池嶋初子さんを説得して、頭部ＣＴ検査を行った。その結果、硬膜下血腫がはっきりと検出され、しかもそれがかなりの大きさになって、大脳を圧迫していることが判明したのである。このＣＴ写真を診た脳外科医はこのままの状態があと何日か続けば、間違いなく不可逆的な脳障害が生じて、生命に危険が及ぶことになるかもしれないと語った。

まさに一刻の猶予も許されない、ぎりぎりのところで硬膜下血腫が発見されたのだが、池嶋初子さんは手術をすれば友達とのスペイン旅行をキャンセルしなくてはならないなどと言い出し、すぐに手術をすることに同意しなかった。本来の池嶋初子さんなら、一も二もなく手術に同意するはずである。やはり硬膜下血腫が初子さんの思考過程を狂わせているのではないかと私にはそう感じられた。

私はこんなときこそ自分の出番と心得ていたので、池嶋初子さんとじっくり話をして、ようやく手術を受けることを納得してもらった。

一般的に行われる硬膜下血腫の手術は穿頭術といい、頭蓋骨に直径一・五センチほどの穴を開け、そこに細いチューブを入れて溜まった血液を吸引し、生理的食塩水で洗い流すという簡単な手技のものである。たいていの場合、一週間ほどで退院できる。そして、その後の検査で何ごともなければ、二週間後には通常の生活に復帰できる。このようなことを池嶋初子さんに何度も繰り返し話をして、手術を受けることを納得してもらったのだが、

「それなら手術をしてもスペイン旅行へは行けますよね」

と冗談とは思えない真顔でいう池嶋さんに、あらためて尋常でないものを感じた。そして、大丈夫だとは思うが次の機会にするほうが賢明だと説得するまでにだいぶ手こずった。

それから一日置いて手術が行われ、無事終了した。術後三日目には

すでに一般病室に戻ってきていた池嶋初子さんを訪ねた。経過は順調で、初子さんは頭を包帯でぐるぐるに巻かれ、腫れぼったい顔をしていたが、驚いたことには目に輝きが蘇っていた。手術をする前の目は認知症の人によく見られるように〝どんより〟としていたが、それとは明らかに違っていた。

「ご迷惑をおかけして、申し訳ございませんでした」

池嶋初子さんの声もかつての張りのある声に戻っていた。そのあまりの変わりように正直、びっくりした。硬膜下血腫が除去され、大脳への圧迫がなくなれば、少しずつではあるが以前の池嶋初子さんへ戻っていくだろうという期待はあったが、術後三日目にして、こんなにも早く快復していようとは思ってもいなかった。担当医からはあと一週間もすれば退院できると聞いてはいたが、まさか元通りの池嶋さんになっての退院とは予想していなかった。

「術後の経過は上々のようですね」

「おかげさまで大分はっきりとしてまいりました」

「手術がうまくいってよかったですね」

「本当に、有難く思っております。転んで頭をぶつけたことで頭のなかの血管が切れて、そこから出血した血液が溜まって脳を圧迫したことが物忘れや頭痛の原因だったそうですね。まさか、自分の頭の中でそんな大事件が起きていたとは考えてもいませんでした。だんだんと物忘れがひどくなっていくし、考えがまとまらないし、頭痛も激しくなっていくしで、自分が自分でないようでした。多分、ずいぶんと訳のわからないことを沢山言って、ご迷惑をおかけしたのではないかと思います。申し訳ございませんでした」

池嶋初子さんの話し振りがあまりに見事に復帰しているのには驚いた。それからしばらくの間、朋子さんを交えて、本来の初子さんらしからぬ手術前の言動のいくつかのエピソードが話題になって、にぎやかに話が展開した。

「ところで、スペイン旅行はどうしますか」

こんな茶々を入れた私をまたいつもの軽口と受け止めて、池嶋初子さんはソフトに反撃してきた。

「先生もお人が悪いですね。もうとっくにキャンセルいたしました。でも、そのキャンセルも今ならキャンセルできるようですから、先生のお許しがあれば今からでもよろしいんですが……」

それにしても術後三日しかたっていないのに、ほぼ完全に元の池嶋初子さんに戻ったことは私には驚きであった。

硬膜下血腫が大脳を圧迫し、認知症のような症状を惹起《じゃっき》させることがあるとは知ってはいたが、実際に経験したことはそれまでになかった。そして、その大脳を圧迫していた血腫を除去して三日目に、認知症近似の症状が完全に消失したのを目の当たりにして、正直、イリュージョンマジックを見ているような気持ちになった。

実は信じがたいことだが、池嶋初子さんの一連の出来事はこれだけで終結したのではなく、さらなる二つの快事へと繋がったのである。

池嶋初子さんは退院して一ヶ月後の四月初旬に朋子さんと一緒に私

の外来に来た。二、三日前から風邪気味だという初子さんだが元気そのものであった。

「旅行へ行けなかったので、今度は人間ドックに入って全身を検査してもらおうと思うのですが如何でしょうか」

池嶋初子さんが突拍子もないことを言いだした。

「旅行のかわりに人間ドックですか。それも悪くはないですが、前回の入院のときに人間ドックでする主な検査は婦人科の検査を除いてほとんどしていますから、当分はその必要はないんじゃないですか。ところで、池嶋さんは子宮がんの検診を受けたのはいつごろですか」

「もう何年も婦人科の検査を受けたことはありません」

「それなら、婦人科の検査を外来でしたらどうですか」

こんな話になって、池嶋初子さんは婦人科で子宮がんの検査を受けることになった。そして、ひょんなことから受けたこのがん検診で、池嶋初子さんはまたもやいのち拾いをすることになったのである。

検診の結果、何と子宮頸部がんが発見されたのである。がんは子宮頸部に限局している転移病巣もない初期のステージであったが、周囲組織への浸潤の可能性を考慮して、子宮を全部摘出する手術が行われた。

「みんなは、こんなにも悪いことが重なったんだから、お祓いを受けに行ったらどうかとうるさく言うんです。たしかに、頭の手術、子宮がんの手術と続きましたが、全部、大事に至らない前に早く発見されていのち拾いをしたんですから、私は幸運の連続だったと感謝しているんです」

池嶋初子さんの言うとおり一連の出来事は幸運の連続であった。実は、その幸運の連続にさらなる幸運がもう一つ加わったのである。

それは池嶋初子さんがスペイン旅行に行けなくなったことが、友達の荒垣英美子さんのいのちを結果的には救ったことになったのかもしれないのである。

池嶋初子さんがスペイン旅行のツアーを取り消したことから、そのツアーは定員割れになり、ツアーそのものがキャンセルになった。友人の荒垣英美子さんは池嶋初子さんと一緒に旅行へ出かける一人であった。ところが、もしツアーが計画通りに実施されていたら、丁度その旅行の最中に当たる時期に、荒垣さんは自宅近くのスーパーで娘さんと買い物をしていて突然、激しい頭痛とともに意識を失って倒れたのである。すぐに救急車で病院へ運ばれ、クモ膜下出血と診断されて緊急手術が行われた。幸いなことは、救急指定病院がスーパーの近くにあったことと、その病院に脳外科医が常勤していて、ただちに緊急手術が施行されたことであった。こうして荒垣さんのいのちは救われたのである。

もし、池嶋さんが雪の日に転んで頭を打ち、硬膜下血腫になって手術を受けるような事態にならなかったら、スペイン旅行は予定通りに遂行されたに違いない。そして、旅行中にクモ膜下出血が起きたかもしれない。そうなった場合、旅先でのことなので、はたして緊急に手術が可能であったかどうかは疑問である。もちろん、旅行に出たら環境が変わって、クモ膜下出血を起こす条件から遠ざかって、何ごとも起きなかったかもしれない。それはわからない。クモ膜下出血は脳動脈にできた小さな動脈瘤が破裂して生じるもので、荒垣さんの動脈瘤は過度なストレスが加われればいつでも破裂する状態になっていたと思われる。

いくつもの偶然を一直線上に並べてみると、そこに小さな必然を発見することがある。池嶋初子さんの周辺に起きた一連の出来事も偶然と必然とが絡み合って生じたのであろう。

ケース10

この先に崖崩れあり

「さっき診察室から出て行ったM商事の栃原さんは先生の患者さんですか」

「そうですが、ご存知の方ですか」

「ええ、私の店のお客様なんです。でも、病気とはおよそ縁のない、健康そのもののようなあの方が先生のところへ通っておられるとは、人は見かけによらないものですねえ。それでどこがお悪いんですか」

「それは患者さんのプライバシーに関わりますから私からはなんとも
……」

「そりゃあ、そうですわね。失礼しました」

上石厚美さんは余計なことを訊いてしまったという気まずさから、一瞬顔を曇らせたが、すぐに持ち前の明るい表情に戻った。

上石さんは吉祥寺でスナックを経営している五十八歳の女性で、私の外来には五年前から高血圧、脂質異常症、糖尿病、心筋障害、不整脈などで通院していた。

また、上石さんは半年ほど前に、長年私の外来に通院している増野鷹三さんが診察室から出てきたところでばったり出会って、おや、まあ、ということになってもいたのである。

「店の二人のお客様が先生の患者さんだとは世間は広いようで狭いものですねえ。お二人とも相当な酒豪で、私の店の酒豪番付で栃原さんは東の横綱、増野さんは西の横綱なんです。ちなみに私は東の大関なんです。この大酒のみの三人が下戸の先生のところで一緒になるとは奇縁としか言いようがありませんねえ」

このような出会いがあったこともあって、その後の栃原さん、増野さん、上石さんの三人に起きた一連の出来事は、ひと塊になって私の記憶に残っている。

栃原英輔さんはM商事の五十六歳のエリートサラリーマンで、資源開発部の部長として世界各国を飛び回っていた。栃原さんの自宅が杏林大学病院の近くにあることから、M商事本社の医務室に母校の大学から派遣されていた後輩のY君の紹介で高血圧の治療をするようになった。

栃原さんは身長一七三センチ、体重六八キロとすっきりとした体型をしていた。栃原さんは商社マンというより外交官といった風情を漂わせていて、その身のこなし方には一分の隙もないほどであった。英語は通訳なしで仕事ができるし、フランス語、イタリア語、ドイツ語も日常会話程度なら不自由はしないとのことだった。栃原さんは高校一年のとき一年間、アメリカの高校へ留学したことが契機となって、慶応義塾大学商学部を卒業したあと、イエール大学に留学し学位を取得して帰国し、M商事に就職したのである。

栃原さんが会社の健診で高血圧を指摘されたのは四十歳のときだった。そのときから、減塩食を心がけ、医務室から処方された降圧薬で血圧はかろうじて正常域内にコントロールされていた。ところが五十歳の大台に乗ってからは、血圧のコントロールが難しくなり、ときに二〇〇ミリメーター・水銀柱くらいまで上がるようになってきたことから、私に紹介されたのである。

栃原さんは血圧が高くなったころに資源開発部長になり、それまでよりいっそう忙しくなっていた。海外への出張回数も増え、月に二、三回の出張が当たり前のようになっていた。

そんな忙しい栃原さんだったが、外来に来たときには疲れの片鱗《へんりん》すら感じられなかった。だが、血圧は正直でいつも驚くほどの高さだった。そして、栃原さんへ処方する降圧薬の種類も量も次第に増えていった。

「薬だけでは血圧はなかなか下がりません。これ以上、薬を増やしてもそれほどの効果は期待できませんので、薬以外のことで血圧を下げる工夫をしたほうがいいでしょう。それには、よく眠ること、運動をすること、減塩をいっそう厳しくすること、節酒すること、禁煙すること、それから、日ごろの生活をもっとのんびりとしたペースにすることです」

「先生がおっしゃることはよくわかっているのですが、それがなかなかできないでいます。でも、頑張ってみます」

栃原さんは酒豪でヘビースモーカーであった。睡眠時間は平均四時間、運動らしい運動は一切せずに、休日返上で仕事をしていた。海外に出張をしているときのほうがむしろ体が楽だという栃原さんはまさにワーカホリックを絵に描いたような人だった。そんな栃原さんがいつも外来に来るときは、疲れていることなど微塵も感じさせず、生き生きとしていたのである。

「お元気そうですね」

「Couldn't be better（絶好調）です」

これがいつもの挨拶だった。

ところがスナックのママの上石さんの話によると、店に顔を出す栃原さんはいつもかなり疲れていて、精神的にも相当参っているらしいとのことだった。スナックには栃原さんは一人で来て、カラオケで何曲か大声で歌い、ぐでんぐでんに酔っ払って、タクシーで家に帰るらしかった。

「それはもう苦しいお酒の飲みかたなんです。見ていてはらはらしてしまいます。あんなふうに飲んでいると、いつかどうにかなってしまうんじゃないかと心配になるほどなんです。私もあんまり他人《ひと》さまのことをどうこう言える立場じゃありませんけど」

上石さんの話からすると、私が知っている栃原さんとは大分違っているようであった。そんな話をきいた後も栃原さんはいつもと変わらずに、

「Couldn't be betterです」

と爽快な笑顔を私に向けていた。

ある日、M商事の医務室から電話が入った。栃原さんの定期健診の結果についてのY君からの報告だった。血圧、心電図、肝機能、血清脂質などのすべての検査で正常域から大きく逸脱した所見が検出され

たことから、今後の治療方針について私と相談したいとのことであった。

「ところで、栃原さんの会社での仕事ぶりはどうなんですか。私の前ではいつも、Couldn't be better と言って、元気そのものといったところですが、実はそうでもなさそうなので心配しているんですが」

上石さんから聞いた話はあくまでもプライベートなことなのでY君にも話さずにおいた。

つい最近、栃原さんから自分が手がけた大きなプロジェクトが動き出しそうなので、これからますます忙しくなりそうだという話を聞いたばかりだった。

「栃原さんは資源開発部長として大活躍をしている社内ではスター的

存在の人なんです。それだけに敵も相当いるんでしょうね。私の目から見ましても、栃原さんはいつもピリピリしていて、それにヘビースモーカーで相当な酒豪のようですから、あれでは血圧も上がるだろうと思います。ご面倒をおかけして申し訳ありませんがよろしくお願いします」

Y君から電話をもらってから数日したとき、栃原さんが高熱で入院してきた。インフルエンザだった。その当時はまだ抗インフルエンザウイルス薬は開発されていなかったので対症療法をするほかなかったが、幸い高熱は二日でおさまり、合併症もなく快癒し、一週間の入院ですんだ。この一週間の入院中の血圧は降圧薬を半分に減らしても正常範囲内であった。入院して仕事からもストレスからも解放されてゆっくりとすごすことで血圧が大きく下がったのであろう。この入院で血圧がいかに日々の生活習慣に影響されているかを栃原さんはよくわかったはずである。

「私がこの十年間のすべてをかけて進めてきたプロジェクトが最終段階にきているんです。これからの一ヶ月間が私の人生の最大の勝負どころなんです。このプロジェクトが計画通りに動き出した時点で私の役目にひとつの決着がつきます。そうしたら今よりずうっとゆっくりできるポジションにつけることになっています。それまではなんとしても頑張らなくてはならないんです」

このプロジェクトに自分の人生のすべてを賭けていると思われるほどの意気込みが栃原さんから伝わってきた。それがどのようなプロジェクトなのか詳細は知らなかったが、栃原さんがこれまで取り組んできた仕事の集大成であることはわかった。

栃原さんは一週間の入院で積年の疲れがとれたと言って退院した。ところが、それから一ヶ月後に、栃原さんは福岡へ出張中、夜中に心筋梗塞になり、救急指定病院で治療を受けたが急性心不全から快復せず亡くなった。

栃原夫人からの電話で訃報を聞き、強い衝撃を受けた。それは栃原さんがこのようになるのではないかという予想を、私がまったく抱いていなかったわけではなかったからである。それどころか、いつかこのようなことになるのではないかという懸念がいつも心に引っかかっていたのである。だが、栃原さんの仕事への意気込みに圧倒され、それに水をさすようなことを口にするのが憚《はばか》られ、むしろエールを送るようなことになっていたのだと思う。

インフルエンザで入院したとき、あと、一ヶ月頑張れば、念願のプロジェクトがスタートし、仕事に一つの区切りをつけることができると闘魂をみなぎらせていた栃原さんだったが、あのようなときにこそ医者としてもっと冷静に忠告すべきだったと悔やまれた。

ずっと後になって、ストックホルムのカロリンスカ研究所からの研究報告で知ったのだが、仕事で短期的にストレスの高い出来事が起きた場合、その後の二十四時間以内に急性心筋梗塞を発症するリスクが六倍も高くなるとのことだった。栃原さんが心筋梗塞になったときも、プロジェクト達成のために短期間、想像を絶するほどのストレスの下で仕事をしたのであろう。もしあのとき、このようなことを栃原さんに話していたなら、栃原さんも幾分かは自制して、心筋梗塞にならずにすんだかもしれなかった。

栃原さんが亡くなったのは、このカロリンスカ研究所からの報告より十年以上も前ではあったが、それでもストレスが心筋梗塞の発症の引き金になることは循環器病を専門にしている医者の間では当然のこととして認知されていた。それにもかかわらず、栃原さんを説得してストレスの緩和が図れなかったことは主治医として怠慢の極みであり、悔やんでも悔やみきれないでいる。

増野鷹三さんは自動車修理店を経営していた。増野さんの店には優秀な修理工が何人もいて、いい仕事を迅速にするという評判が高かった。若いころ、増野さんはプロのレーサーを目指していたが、練習中に大事故を起こして右肩と右腕にプロのドライバーとして再起不能なほどの大怪我を負ってしまい断念したとのことだった。だが、車と縁を切っての仕事につくことができず、自動車修理工としての修業を積んで、三十六歳のとき自動車修理店をオープンした。

上石さんの話によると、増野さんのところに修理工の見習いとして集まってくる若者が跡を絶たないほどだという。増野さんはその腕を買われて超高級外車の修理を手がけることが多く、このことも若者を惹きつけているらしかった。

「増野さんはとてもいい人なんですが、短気で怒りっぽいんです。うちの店ではそうでもないんですが、現場では大変なワンマンで周囲はいつもピリピリしているらしいんです。人の面倒はよくみるんですが、ちょっと機嫌をそこねると、それこそ大変なことになるんだそうです」

増野さんは四十代半ばころから血圧が高く、近くのクリニックで薬をもらってはいたが、飲んだり飲まなかったりしていたようだった。

還暦を迎えたばかりの増野さんは、ある小雪が舞う寒い日の午後、仕事中に突然、胸が締めつけられるようになり、近くの内科クリニックで診察を受けたところ狭心症と診断され、翌日、私の外来に紹介された。

心電図には明らかな心筋虚血の所見があり、胸痛発作も典型的な狭心症であったことから狭心症であることは間違いないと考えられた。

そこで今後の治療方針を立てるために冠動脈造影検査が行われることになった。

それから一週間後に行われた冠動脈造影検査で左右二本の冠動脈にそれぞれ九〇パーセントの狭窄が検出されたが、バイパス手術や冠動脈形成術を施行するほどではないと考えられたので、薬物療法のみでいくことになった。

夫人の話では、そのときが初めての発作ではなく、ときどき苦しそうに胸を押さえてかがみこんでいたようであった。

「主人は怒ったり、興奮したときに、胸が詰まったように感じると言ってました。タバコは一日六十本は吸っておりますし、アルコールはウイスキーを二日で一本空けていますので、いつかはこんなことになるのではないかとうるさく言ってはいたのですが、私の話など聞く人ではありませんので、どうにもなりませんでした」

夫人の話から増野さんのおおよその生活環境を知ることができた。六十歳という高年齢の男性、ヘビースモーカー、ヘビードリンカー、高血圧、怒りっぽく、興奮しやすい激情型のキャラクター、仕事人間など、虚血性心臓病になりやすいリスクが多くみられた。六十歳の男性であることはどうしようもないが、そのほかのリスクはそれぞれ完全に取り除くことは至難なことだが、軽減することは十分可能だと考えられた。

「タバコなんかいつでも止めますよ。病院に入ってからは一本も吸っていませんし、このまま止めろと言われれば止めます。酒もと言われると、ちょっと堪《こた》えますが、でもどうしてもとなれば、もちろん、きっぱりと止めます」

増野さんの話し方は歯切れがよく、昔の任侠映画に出てくる大親分のような男臭さが感じられた。

そこで、増野さんには禁煙を守ってもらうことにし、アルコールは一週間にウイスキーボトル一本にすることに決まった。

「主人は一度約束したことは絶対に守る人ですから大丈夫だと思います。でも、それでストレスが溜まって、仕事場で爆発するのではないかと今度はそれが心配になります。あの怒りっぽい性格は心臓に悪いにきまっていますよね。なんとかならないもんでしょうか」

夫人の心配はもっともだった。人の性格を根底から変えることは不可能かもしれないが、本人の覚悟次第では自他共に驚くほど変えられることを私自身の体験を含めて、いくつもの臨床例を通して知っている。

怒りやすい性格が心臓にどれほど悪影響を及ぼしているかを増野さんにはしっかりと認識してほしかったので、メンタルなストレス負荷をかけて心電図を記録し、そこに表れる心電図波形の変化を増野さん自身に確認してもらうことにした。このメンタルストレステストによく用いられるのは、矢継ぎ早に暗算を強要してイライラさせる方法である。

たとえばこんな具合に行う。

「これから簡単な暗算をしてもらいます。できるだけ速く、正確な答えを出してください。それでははじめます。一〇〇ひく七は？」

「九三」

「九三引く七は？」

「ええと……」

被検者が答えを出す直前に正解を言う。

「八六です。八六引く七は？」

「ええと……」

「七九です。駄目ですねえ。小学生でもできるような暗算にこんなに時間がかかっては。七九引く七は？」

すぐに答えられそうなときは質問し終わった直後に答えを言う。

「七二でしょ。七二引く七は？」

「ええと……」

「六五、本当に駄目ですねえ。こんな簡単な暗算ができない人は今まで いませんでした。六五引く七は？」

「………」

「六五引く七は？　どうしました？　六五引く七は？」

こんな具合にメンタルな負荷をかけながら心電図を記録するのだが、途中で怒り出してしまう人もいる。この引き算は人によって、もっと難しくしたり、易しくしたりして行うのだが、要は相手を緊張させてイライラさせることが目的なので、質問の合間に厭みな言葉を繰り返して言うのである。このメンタルストレステストを医局員に体験させるために、先輩を被検者にして後輩にこのテストをさせたとき、途中で先輩が怒り出して一触即発の事態になったことがあった。

増野さんにはこのメンタルストレスの目的を説明して、納得してもらったうえで行った。増野さんは数値に強そうなので二〇〇から一三を引くという少し難しい計算をしてもらった。

「二〇〇引く一三は？」

「一八七」

「一八七引く一三は？」

「ええと……」

「一七四です。駄目ですねえ、一七四ひく一三は？」

「えっ？」

「一六一です。一六一引く一三は？」

「えっ、何だって？」

「一四八です。よく聞いてください、こんな簡単な暗算ができないんですか。一四八引く一三は？」

「…………」

このあたりから増野さんの答えが支離滅裂になり、息遣いも荒くなってきた。そして、心電図に明らかに心筋虚血が増強した所見が見られ、心室期外収縮という不整脈が頻回に出現し始め、顔の表情が苦悶状になった。

「う〜ん！　胸が苦しい！」

これは明らかにメンタルストレステストで誘発された狭心症の発作であり、ニトログリセリンの服用ですぐに治まった。

トレッドミルによる運動負荷心電図で明らかに心筋虚血が増強する所見が得られなかったことから、増野さんの場合の狭心症は、冠動脈の攣縮により、そこを流れる血流が急激に減少して、心筋に高度な虚血が生じたためと考えられた。

「あのときは、私に問題を出したあの若い医者をぶん殴ってやろうかと思ったほど腹が立ちました。頭にかあっと血が上って、もう我慢ができない、と思った矢先に急に胸が締め付けられるような痛みに襲われたんです。たしかに、あれは工場で従業員に腹を立てて怒鳴りつけていたときに出てきた胸の痛みと同じでした。あれが狭心症なんですよね。それに、今、見せてもらった心電図で、狭心症の発作が起きるずっと前に、すでにあんなにはっきりとした変化があるのには驚きました」

「増野さんの場合には、怒ったり興奮したりすると、狭心症の発作が起きなくても、心臓に大きなダメージを与える虚血性変化が生じてしまうんです。このような虚血性変化を繰り返し起こしているうちに、しだいに心臓は弱ってきて、ついには心不全になってしまいます。怒りはいのち取りになりますから注意してください」

それから半年後に増野さんは急死した。亡くなったときの状況について夫人から聞いた話によると、社員旅行での宴席で、ささいなことから旅館の従業員と口論になり、女将《おかみ》が仲裁に入ってやっと納まった直後に、突然、うーっと胸を押さえてうずくまり、意識がなくなった。すぐに従業員たちによる心臓マッサージや人工呼吸などが行われたのだが、救急車が来たときにはすでに死亡していたというのである。死因は急性心筋梗塞とのことだった。口論が引き金になって冠動脈が攣縮し、冠動脈の血流が完全に途絶し、高度な心筋虚血となり、再疎通しないままに心筋梗塞になったのだと推測された。その際、致死的な不整脈が出現したことも考えられた。

いずれにせよ、口論にならなければ心筋梗塞にならなかったはずである。たとえ口論になったとしても、もし、長時間作用が持続するニトログリセリン貼付薬が体のどこかに貼られていたら、冠動脈の攣縮は阻止されていたかもしれなかった。だが、残念なことに、増野さんは処方されていた薬一式を自宅に置き忘れてきて、そのニトログリセリン貼付薬は貼られていなかったのである。

「先生との約束を守って、あれ以来タバコは一本も吸いませんでした し、ウイスキーも一週間にボトル一本にしておりました。それにかな り穏やかになって、めったなことでは怒らなくなっていたのですが ……、どうしてこんなことになってしまったのかと……。薬は主人が 自分で管理していたものですから、まさかそれを家に置き忘れるなん て考えもしませんでした。でも、出かけるとき、薬を持ったかどうか 一声かけていれば、こんなことにならなかったのだと思うと……」

増野夫人の悔恨《かいこん》の深さが伝わってきた。

増野さんが亡くなって半月ほど過ぎたとき、上石さんが外来に来た。

「お客さんから増野さんが亡くなったと聞いて驚きました。心筋梗塞 だったそうですね」

店の常連客で増野さんとゴルフ仲間だった人から聞いたとのことだった。

「なんでも、社員の慰安旅行で温泉へ行ったとき、宴会で仲居さんの態度が気に食わないと言って大騒ぎを起こしたすぐ後に、心筋梗塞になって亡くなったというじゃありませんか。増野さんは飲まなきゃいい人なんですが、酔うと人が変わってしまうんです。これまでもお客さんと大喧嘩になって、警察のお世話になったこともあったんですよ。でも、まさかこんなことになるなんてねえ。増野さんの病気は相当悪かったんですねえ。私も気をつけなくちゃいけませんよね」

上石さんは口に出してこうは言っても自分の病気については軽く考えていた。血圧は三種類の降圧薬をぎりぎりの量まで服用しても一六

○／一〇〇ミリメーター・水銀柱くらいにしか下がらず、二、三日薬を切らして来院したときの血圧は二〇〇／一二〇ミリメーター・水銀柱くらいにまで上昇していた。さらに、心室期外収縮という不整脈が頻発していて、これに対していろいろな抗不整脈薬を使用したが十分な効果が得られなかった。ところが、上石さんが肺炎で十日間ほど入院したときには、この不整脈はほとんど認められなかったし、血圧も降圧薬を服用してはいたが正常域内に落ち着いていた。ヘビースモーカーでかなりの酒豪の上石さんも入院中は当然のことながら、タバコにも酒にも一切手を出さずにいた。そうなると、上石さんの不整脈や高血圧にタバコと酒が深く関わっていることが十分考えられた。このことは上石さん自身が一番よく承知していたようだ。

「お酒やタバコが体によくないことはわかっているんですが、それがなかなか止められないんですよね。店に出ていますと、お客さんに飲めと勧められれば、むげに断るわけにもいかず、つい飲んでしまうんです。根が好きなもんですからどうしようもありませんよね」

私が酒やタバコのことを口にすると、上石さんはいつも同じようなことを言って、話をはぐらかせていたが、栃原さんと増野さんが亡くなってから少し様子が変わってきた。

師走に入ったばかりのある日、上石さんから相談したいことがあるので時間を割いてほしいという依頼の電話を受けた。私も一度、じっくりと上石さんと今後の治療について話をしなくてはならないと思っていたところだったので二日後の午後に会うことにした。二週間前に上石さんが外来に来たときに行った心臓超音波検査で心臓機能が著しく低下しており、このままでは心不全に陥ることも考えられたので、できれば治療と検査を兼ねて入院することを勧めようと思っていたのである。

上石さんが訪ねてきた日はこの冬一番の寒さで朝からどんよりとした雲に蔽《おお》われ、今にも雪が降り出すのではないかと思われた。上石さんは毛足の短い黒のミンクのロングコートを抱え、濃紺の地味なスーツを着て、ひっそりと私の部屋に入ってきた。いつも外来に来るときの、いかにもスナックのママといった雰囲気とはまるで違っていた。

「今日は、ちょっと個人的なことを含めてご相談したいことがあったものですから、貴重なお時間を頂戴することになりまして本当に申し訳ございません。実は……」

上石さんの話は医療相談というよりは人生相談に近いものだった。上石さんのスナックは開業してから十五年経っていて、店も大分古くなり全面的な改装が必要な時期に来ていた。上石さんは四十歳のとき夫を交通事故で亡くした。当時まだ中学生だった一人息子の養育もあり、ＪＲ吉祥寺駅の近くのビルの中でスナックを開業した。その息子も結婚して二人の子供の父親になり、上石さんの家の近くに住んでいた。上石さんはスナックの仕事が好きで、店を閉めようと考えたことはなかったが、ここにきて消防署からの通達で全面的な改装が不可避となったことで、閉店も一つの選択肢として考えざるを得なくなった。

「店を閉じて気ままな隠居生活をするのも悪くないかなとは思います

が、その一方で、そんなことになったら退屈で死んでしまうんじゃないかと心配になります。そこで、必要最低限の改装ですませて、ほそぼそながら店を続けることも考えているんです。ですが体のことを考えますと、栃原さんや増野さんのこともありますし、このまま続けていて大丈夫だろうかと不安になりまして、一度、先生のご意見をお聞きしたいと思ったものですから」

上石さんの顔からはすでにスナックのママの表情が消えているように私には感じられた。たしかに仕事に未練はあるに違いないが、きちんと改装するとなると相当な費用がかかるのであろう。自分の年や身体のことを考えると、今が店じまいの潮時だと思っているのだが、そう決心するには外からのもう一押しが必要だったのだろう。

だが、私は店じまいすべきかどうかを軽々に口にする立場にはいないので、上石さんの病状について、楽観的にではなく、現実的に話をすることに留めた。それから先のことは、当然のことながら、上石さん自身が決めるべきことだった。そうは言っても、これまで私が話をしてきたことからは、休養が何より必要なことは上石さんは十分に察知していたはずである。

心臓超音波検査で心臓の拍動が弱くなっていることから、心不全に陥る可能性があることも話し、そうならないためには、血圧を安定させ、不整脈をコントロールし、軽症ではあるが糖尿病の治療も行わなくてはならないことを強調した。

「先生のお話をお聞きして、おおかたの決心がつきました。ここいらが幕の引きどきかもしれませんね」

「それは私からは何とも言えませんが、腹八分目がちょうどいい、ということはあるでしょうね。ぎりぎりのところまでやるより、ちょっと余裕を残しておくほうが気が楽なことは確かですよね」

上石さんは大きく頷いた。

クリスマスイヴに閉店したという上石さんからの手紙を手にしたのは年が明けてからだった。

週休七日制でゆっくりと過ごせるようになった上石さんの病状は信じられないほど急速に改善した。血圧はそれまでの降圧薬の半分で十分コントロールできるようになったし、不整脈も激減して抗不整脈薬を用いなくてもよくなった。

「店を辞めたら退屈で死んでしまうのではないかと思っていたんですが、それがそんなに退屈じゃないんですよね。家にいるとなんだかんだとやらなくてはならないことが出てくるし、結構、人も訪ねてきたりして、これで意外と毎日、忙しいんです。でもまあ、これが普通で今までが異常だったんでしょうね。アルコールは息子とときどきウイスキーをダブルで一杯程度は飲みますが、タバコはぷっつりと止めましたし、夜はシンデレラタイムを守って床に入っています。信じていただけないでしょうが、本当なんです」

それまでの上石さんは、ブレーキが利かなくなった中古車で急な坂道を下っていたようなものだったと思う。そのまま急な坂道を下っていたら、すぐ先の角を曲がったところが崖崩れで断崖になっていて、間違いなく谷底へ墜落したはずであった。だが、幸いなことに上石さんは急な坂道を下らずに、途中で見つけた平坦で緩やかな脇道へとハンドルを切り替えたのである。

私はこんな喩え話をして、

〝この先に崖崩れあり、迂回《うかい》せよ〟

という標識でも見たのではないかと冗談を言うと、

「そう言われれば、見たのかもしれませんね」

と上石さんはまるっきり冗談とは思えない口調でこんな話をした。

「ある晩、最後のお客さんが帰って独りでウイスキーを飲んでいて、ウトウトしてしまったんです。そのとき、変な夢を見たんです。私が病院のベッド、多分、そこは先生の病院だと思うんですが、そこに寝ていて、そばに栃原さんと増野さんが立っているんです。その二人がしきりと私に話をするんですが、何を言っているのかよくわからないんです。私が起き上がろうとすると、そのまま寝ていろと、手で押さえつけるんです。あまり強く押さえつけられて息苦しくなったところで目が覚めたんです。亡くなった栃原さんと増野さんが私に何を言ったのか、夢の中のことですからわかりませんが、私にはこのままだと自分たちのようになってしまうから、無理をするなと言ってくださったのだと思ったのです。

私にとってあの夢は、〝この先に崖崩れあり、迂回せよ〟という標識だったのかもしれませんね」

上石さんはほとんど決まっていた過酷な運命をぎりぎりの土壇場で

ひっくり返して幸運を手にした稀有《けう》な人だと、私にはそう思われてならないのである。

あとがき

一つの出来事を境に、生死を分けるほど人の運命が大きく変わることがあることを私たちはこれまでに何度も見聞きしたし、身近に体験もしてきたと思う。そんな大事件が地震のように何の予告もなしに突然現れることもあれば、また遠くで発生した地震による津波のように、到達するまでに多少なりとも時間の余裕があることもある。いずれの場合でも、生死は一瞬の判断で決まる。

ついこの間のこと、私は家の近くを散歩していて、たまには違ったコースを辿ってみようと、住宅街の中の三叉路でいつもなら右に曲がるところを左へ曲がってみた。ところが、その曲がり角からすぐのところで、門の中から猛烈なスピードで、しかも、バックで道に飛び出してきた車に危うく轢かれそうになった。その瞬間、私は自分でも信じられないほどのすばやさで身をかわして奇跡的に難を逃れることができたのだが、もしあのとき、ぶつかっただけでも、大怪我をしたか、ひょっとしたらいのちを落としたかもしれなかった。ちょっとした思いつきで右折を左折に変えたあの三叉路が私のいのちの分水嶺だったのである。でも、あのとき、とっさの身のこなしで難を逃れることができたのは、二十年近くも続けているエアロビクスの成果だったと思う。ビートのきいた速いリズムの音楽に合わせて激しく体を動かす若いインストラクターについていくには、かなりの体力が必要である。

今でもこれに何とかついていけるだけの筋力と敏捷さが身についていているので、猛スピードでバックしてきた車を間一髪のところでかわすことができたのである。そのときいのちの分水嶺に立った私が生の領域へ入れたのは、全くの偶然ではなく、日ごろからの運動を通して積分されていた私の体力だったと自画自賛している。

私は大学病院に臨床医として長く勤務していたために、多くの人のいのちの分水嶺に内科の主任教授という責任ある立場で立ち会ってきた。そこには今にも消えそうになったいのちを生へと導くことができた喜びもあったが、死へと押し流されて行くいのちをなす術もなく見送らざるを得なかった悲しみも悔いもあった。私の心の奥底には今もその悲しみと悔いがヘドロのようにこびりついている。

いのちの分水嶺に直面せざるを得なくなった人のなかには、感染、発がん、事故などの不可抗力によるものもあるが、もし適切な注意が払われていたなら、そこには至らずにすんだのではないかと思われる人も決して少なくない。

私たちのまわりには、人智も及ばぬ運、不運もあるが、巡ってきた運を怠慢や不注意で見逃してしまうこともあれば、努力を重ねて不運を乗り越え、思いもよらない幸運を手にすることもある。私たちのいのちもこれと同じで、長寿の遺伝子を受け継ぎながらも不摂生の生活を続けたために、人生半ばでいのちを落とすことになった人や、子供のころから病弱の人が地道に健康的な生活をすることで百寿者の仲間入りを果たした人もいる。

これまで出会った多くの人たちのさまざまな出来事を医者の目を通して眺めるとき、誰の目にもはっきりと見える大きな落とし穴にわざわざ飛び込むようにして落ちて、自殺に等しい死を遂げたとしか言いようのない人が何人もいる。そこに近づいたら危険だと、何度も注意していたのに、それを無視して突っ走り、あげくのはてに、巨大な蟻地獄のような落とし穴に落ちて這い上がれなくなってしまった人もいた。

また、一方では、まさに石橋を叩いて渡るような安全を第一にして日々を送っている人もいる。そのような人でも落とし穴に落ちることもあるが、その割合は少ないし、ダメージも総じて軽いことが多い。

人生の価値を何処におくかによって人それぞれの生き方が異なるのは当然だが、多くの人の生の終焉《しゅうえん》を見てきた私には、石橋を叩いて渡っても長生きした人が輝いて見えるのである。

本書では、十のケースのいのちの分水嶺に至る経緯を通して、人と人との繋がりの大切さ、偶然が必然を、必然が偶然を産み出す仕組み、人の弱さと強さ、そして、いたるところにいのちの分水嶺が存在することを示した。

本書が読者兄姉にとって、これからの生き方を考える折の参考になれば幸いである。

最後に、本書の執筆、出版に際して、多大なご助力を頂いた集英社文庫の堀内倫子氏に深甚なる謝意を表する。

石川恭三

平成二十年十二月

本書は、株式会社集英社のご厚意により、集英社文庫『いのちの分水嶺』を底本といたしました。

石川恭三（いしかわ・きょうぞう）

1936年東京生まれ。慶應義塾大学医学部大学院修了後、アメリカ・ジョージタウン大学留学。杏林大学医学部内科学教授を経て同大学名誉教授。患者さんたちとの心暖まる交流・悲しい別れを描いた感動エッセイ、もっと健康になるためのヒントを集めた実用ヘルスエッセイ、また定年や老いをどう受け止め、パワフルに第２の人生へシフトするかの知恵を考えるエッセイなど、読者を勇気づける様々なジャンルの作品を執筆する。ＴＶ、ラジオでも活躍中。

いのちの分水嶺
その時、運命が決まった
（大活字本シリーズ）

2016年 6 月10日発行（限定部数500部）
底　本　集英社文庫『いのちの分水嶺』
定　価　（本体 3,300円＋税）
著　者　石川　恭三
発行者　並木　則康
発行所　社会福祉法人 埼玉福祉会
埼玉県新座市堀ノ内 3—7—31　〒352—0023
電話　048—481—2181
振替　00160—3—24404
印刷製本所　社会福祉法人 埼玉福祉会 印刷事業部

ISBN 978-4-86596-093-8